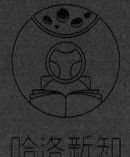

哈洛新知
Hello Knowledge

知识就是力量

牛津科普系列

抑郁症

[美]乔纳森·罗滕贝格/著
严超赣/译

©Oxford University Press 2022

Depression: What Everyone Needs to Know was originally published in English in 2022. This translation is published by arrangement with Oxford University Press. Huazhong University of Science and Technology Press is solely responsible for this translation from the original work and Oxford University Press shall have no liability for any errors, omissions or inaccuracies or ambiguities in such translation or for any losses caused by reliance thereon.

All rights reserved.

本书中文简体字版由 Oxford Publishing Limited 授权在中国大陆地区独家出版发行。未经出版者书面许可，不得以任何形式抄袭、复制或节录本书中的任何内容。

版权所有，侵权必究。

湖北省版权局著作权合同登记　图字：17-2024-078 号

图书在版编目（CIP）数据

抑郁症 /（美）乔纳森·罗滕贝格著；严超赣译 . -- 武汉：华中科技大学出版社，2025.7. --（牛津科普系列）. -- ISBN 978-7-5772-1681-2

Ⅰ . R749.4-49

中国国家版本馆 CIP 数据核字第 20252X1H41 号

抑郁症　　　　　　　　　　　　　　　　　　　　[美]乔纳森·罗滕贝格　著
Yiyuzheng　　　　　　　　　　　　　　　　　　　严超赣　译

策划编辑：杨玉斌
责任编辑：张瑞芳　　　　　　　　　　装帧设计：陈　露
责任校对：阮　敏　　　　　　　　　　责任监印：朱　玢

出版发行：华中科技大学出版社（中国·武汉）　电话：（027）81321913
　　　　　武汉市东湖新技术开发区华工科技园　邮编：430223

录　　排：华中科技大学惠友文印中心
印　　刷：湖北金港彩印有限公司
开　　本：880 mm×1230 mm　1/32
印　　张：7.5
字　　数：168 千字
版　　次：2025 年 7 月第 1 版第 1 次印刷
定　　价：88.00 元

本书若有印装质量问题，请向出版社营销中心调换
全国免费服务热线：400-6679-118　竭诚为您服务
版权所有　侵权必究

献给
奥利和赛

总序

欲厦之高，必牢其基础。一个国家，如果全民科学素质不高，不可能成为一个科技强国。提高我国全民科学素质，是实现中华民族伟大复兴的中国梦的客观需要。长期以来，我一直倡导培养年轻人的科学人文精神，就是提倡既要注重年轻人正确的价值观和思想的塑造，又要培养年轻人对自然的探索精神，使他们成为既懂人文、富于人文精神，又懂科技、具有科技能力和科学精神的人，从而做到"物格而后知至，知至而后意诚，意诚而后心正，心正而后身修，身修而后家齐，家齐而后国治，国治而后天下平"。

科学普及是提高全民科学素质的一个重要方式。习近平总书记提出："科技创新、科学普及是实现创新发展的两翼，要把科学普及放在与科技创新同等重要的位置。"这一讲话历史性地将科学普及提高到了国家科技强国战略的高度，充分地显示了科普工作的重要地位和意义。华中科技大学出版社组织翻译出版"牛津科普系列"，引进国外优秀的科普作品，这是一件非常有意义的工作。所以，当他们邀请我为这套书作序时，我欣然同意。

Ⅱ 抑郁症

人类社会目前正面临许多的困难和危机,这其中许多问题和危机的解决,有赖于人类的共同努力,尤其是科学技术的发展。而科学技术的发展不仅仅是科研人员的事情,也与公众密切相关。大量的事实表明,如果公众对科学探索、技术创新了解不深入,甚至有误解,最终会影响科学自身的发展。科普是连接科学和公众的桥梁。"牛津科普系列"着眼于全球现实问题,多方位、多角度地聚焦全人类的生存与发展,探讨现代社会公众普遍关注的社会公共议题、前沿问题、切身问题,选题新颖,时代感强,内容先进,相信读者一定会喜欢。

科普是一种创造性的活动,也是一门艺术。科技发展日新月异,科技名词不断涌现,新一轮科技革命和产业变革方兴未艾,如何用通俗易懂的语言、生动形象的比喻,引人入胜地向公众讲述枯燥抽象的原理和专业深奥的知识,从而激发读者对科学的兴趣和探索,理解科技知识,掌握科学方法,领会科学思想,培养科学精神,需要创造性的思维、艺术性的表达。"牛津科普系列"主要采用"一问一答"的编写方式,分专题先介绍有关的基本概念、基本知识,然后解答公众所关心的问题,内容通俗易懂、简明扼要。正所谓"善学者必善问","一问一答"可以较好地触动读者的好奇心,引起他们求知的兴趣,产生共鸣,我以为这套书很好地抓住了科普的本质,令人称道。

王国维曾就诗词创作写道:"诗人对宇宙人生,须入乎其内,又须出乎其外。入乎其内,故能写之。出乎其外,故能观之。入乎其内,故有生气。出乎其外,故有高致。"科普的创作也是如此。科学分工越来越细，必定"隔行如隔山"，要将深奥的专业知识转化为通俗易懂的内容，专家最有资格，而且能保证作品的质量。"牛津科普系列"的作者都是该领域的一流专家，包括诺贝尔奖获得者、一些发达国家的国家科学院院士等，译者也都是我国各领域的专家、大学教授，这套书可谓是名副其实的"大家小书"。这也从另一个方面反映出出版社的编辑们对"牛津科普系列"进行了尽心组织、精心策划、匠心打造。

我期待这套书能够成为科普图书百花园中一道亮丽的风景线。

是为序。

（总序作者系中国科学院院士、华中科技大学原校长）

译者序

如果您正遭受抑郁症的困扰，或者想帮助身边的抑郁症患者，又或者想进一步了解有关抑郁症的科学知识，那么请阅读乔纳森·罗滕贝格教授的这本《抑郁症》吧！

抑郁症作为现代社会最普遍且复杂的心理健康问题之一，正在影响全球3亿多人。尽管近年来人们对抑郁症的关注显著增加，但误解与偏见依然广泛存在。抑郁症患者往往难以获得及时而有效的帮助，而他们的家人和朋友也常常不知道该如何正确地支持他们。罗滕贝格教授的这本书，凭借扎实的科学依据、全面而通俗的表达，以及对抑郁症患者满怀同理心的细致描述，不仅能够帮助大众准确了解抑郁症，也为深陷其中的人们提供了切实的希望与实用的建议。我很荣幸有机会翻译它！

作为一名长期从事抑郁症研究的学者，我在过去的10余年间一直致力于抑郁症的脑影像与干预研究。我深知，要真正改善抑郁症的治疗效果和患者的生活质量，关键在于对抑郁症的深入理解与精准诊疗。正是基于这样的初心，2021年12

月，我在中国科学院心理研究所发起了"心花计划"抑郁症研究项目，致力于借助脑影像技术，探索抑郁症的认知神经机制与心理病理学特征。2025 年 1 月，我在清华大学发起了"心花人生"抑郁症研究与干预计划（https://mindflower.net/），旨在通过循证心理干预与精准的神经调控技术，帮助人们更好地对抗抑郁症。我和我的团队希望利用脑影像等前沿技术建立抑郁症的客观诊断标记，探索融合中国传统文化的新型心理干预方法，并开发药物之外的个体化无创神经调控疗法。我们也希望通过长期的纵向追踪研究，探索当个体遭遇抑郁症后，如何在更广阔的人生尺度上，积极而有意义地度过未来的每一天。我们还希望通过"心花人生"抑郁症研究与干预计划，构建一个涵盖科学家、心理咨询师、医生、教育工作者、社会工作者、政府工作人员、公益组织和患者家属在内的社会支持网络，为抑郁症患者群体提供从早期识别到科学干预再到精准治疗的完整服务体系，帮助抑郁症患者走出阴霾，拥抱阳光，塑造心花怒放的人生！

诚然，如罗滕贝格教授在书中指出的，当前关于抑郁症的起因、脑机制以及最优的个体化治疗方法，仍存在很多未知之处与挑战。我衷心希望未来能够通过"心花人生"抑郁症研究与干预计划，在抑郁症的精准诊断和个体化治疗方面交出更加令人满意的答卷！

抑郁症的预防与治疗不仅是医学问题，更是重要的社会问题，需要全社会共同努力。《抑郁症》为我们提供了这样一个契机,期待中文版的出版能够推动全社会形成一个更加理解、接纳与支持抑郁症患者的良好氛围,共同迈向更加健康而美好的未来。

非常感谢华中科技大学出版社对抑郁症科普事业的大力支持,也特别感谢我研究组的学生廖一繁、李雪莹,科研助理张紫荆,科研实习生范小可、王若晨、屈心奕、余泊林、陈香润等同学在翻译和校对过程中的辛勤付出!

严超赣

(清华大学心理与认知科学系长聘教授、博士生导师,

清华大学文化心理学研究中心主任,

"心花人生"抑郁症研究与干预计划负责人)

致谢

我要感谢牛津大学出版社的萨拉·哈林顿(Sarah Harrington)对文稿的关心和支持,感谢玛丽·克兰曼(Mary Kleinman)为研究提供的极大帮助,感谢情绪和情感实验室(Mood and Emotion Laboratory)成员提供有关本书各章节的前期反馈,感谢拉娜·罗滕贝格(Rana Rottenberg)给予的细致入微的关怀以及在文本编辑方面所做的贡献,感谢劳拉·雷利(Laura Reiley)为本书的完成提供的各种帮助。

目录

第一部分　抑郁症的定义

1　定义抑郁症的挑战　　3

什么是抑郁症？　　4
历史上抑郁症是如何被定义的？　　8

2　认识抑郁症　　13

抑郁症的症状有哪些？　　14
抑郁症与普通的悲伤情绪有何不同？　　20
抑郁症的严重程度有多大差异？　　23
单相抑郁症和双相障碍有什么区别？　　24

3　什么时候应该担心自己可能患上了抑郁症？　　27

案例研究：乔斯　　28
自我诊断可行吗？　　31

诊断抑郁症的更好方法是什么？　　　　　　　　　34

4　抑郁症的患病率　　　　　　　　　　　37

抑郁症有多普遍？　　　　　　　　　　　　　　38
抑郁症的患病率是否在上升？　　　　　　　　　39
抑郁症正在流行？　看看证据怎么说　　　　　　43

5　抑郁症的后果　　　　　　　　　　　　45

抑郁症如何影响身心健康、人际关系和职业生涯？　46
哪些心理健康问题常与抑郁症同时出现？　　　　50
为什么抑郁症常常与其他心理健康问题同时出现？　52
抑郁症是否能带来任何积极的影响呢？　　　　　55

第二部分　抑郁症的起因与流行

6　抑郁症背后的生物学因素　　　　　　　59

抑郁症是一种"化学失衡"吗？　　　　　　　　60
抑郁症是由不良基因引起的吗？　　　　　　　　62
关于抑郁症，大脑研究告诉了我们什么？　　　　65

7　抑郁症的环境和心理因素　71

抑郁症是压力导致的吗？　72
抑郁症是否源于消极思维？　75
抑郁症是否源于人际关系问题？　78
抑郁症是否源于童年经历？　81

8　抑郁症可能在生命的任何阶段发生　87

儿童会患抑郁症吗？　88
为什么青春期是抑郁症的高发期？　91
为什么成年女性更容易患抑郁症？　94
老年抑郁症的情况如何？　98

9　抑郁症随时间的变化　103

如果我曾患有抑郁症，那么它会复发吗？　104
什么是慢性抑郁症？　108
存在所谓的抑郁型人格吗？　110

10　为什么会出现抑郁症的流行？　115

从情绪科学的角度解释抑郁症的流行　116
现代生活是如何扰乱情绪的？　118

社交媒体扮演了什么角色？	119
幸福至上文化的危险性	123
年轻人：抑郁症大流行的未来？	124

第三部分　抑郁症的治疗

11　抑郁症患者的治疗选择有哪些？　129

抑郁症的有效治疗方法有哪些？	130
不同的抑郁症治疗方法效果如何？	138
抑郁症患者该如何选择治疗方法？	139
怎样找到一位有胜任力的抑郁症治疗专业人士？	141
最后的快速动员：考虑治疗的五大理由	142

12　如果你是一位抑郁症患者，你可以为自己做些什么？　143

从你所在的地方开始	144
自助书籍可以帮助抑郁症患者改善症状吗？	146
锻炼、睡眠及宠物的作用如何？	149
怎样才能找到对抗抑郁症的秘密武器？	153

13　如何谈论抑郁症并帮助抑郁症患者？　159

| 我们为何对谈论抑郁症感到难以启齿？ | 160 |

打破交谈障碍	162
你还可以做些什么来帮助抑郁症患者？	167
当抑郁症变成一种危机	168

第四部分　后抑郁症人生

14　抑郁症的长期预后如何？　　175

展望未来	176
"响应""缓解""康复"等术语是什么意思？	180
抑郁症患者完全康复的情况有多常见？该如何解释它的发生？	183
抑郁症患者还能活出蓬勃丰盈的人生吗？	184

15　后抑郁症人生　　189

余生的第一天	190
在抑郁症康复之后，重新认识抑郁症	191
从抑郁症中可以学到什么？	196
为抑郁症复发做好准备：一些建议	201

16　描绘抑郁症的新未来　　203

关于抑郁症，有哪些普遍存在的谬论？	204
我们自己可以做些什么来改善有关抑郁症的交流？	208

个体如何做才能推动更广泛的社会进步，从而减少抑

郁症的死亡人数? 211
希望真的存在吗? 214

推荐阅读 217

第一部分

抑郁症的定义

1 定义抑郁症的挑战

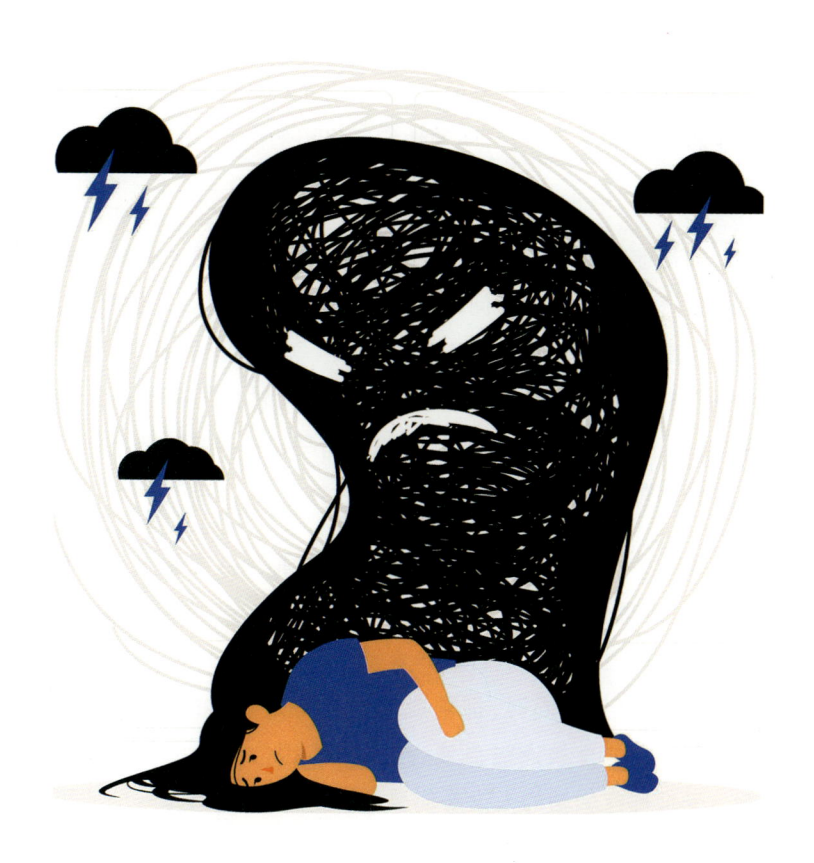

什么是抑郁症？

这是一个令人头疼的超级难题！

抑郁症已经催生了成千上万本书。然而，有一种观点经久不衰，即抑郁症在某种程度上是不可名状的（至少在我们试图描述这种体验时是如此）。我相信发表更多关于抑郁症的文字（甚至出版更多书）并非徒劳。但是我们需要承认，这个话题往往充斥着矛盾。

抑郁症既是非常私密的问题，也是可公开谈论的问题。抑郁症患者常常落落寡合，即便他们所经历的症状是数百万人共有的。

抑郁症既是一场全球性健康危机——世界卫生组织认为它是最严重的全球健康问题之一，又是一种受到忽视的疾病。尽管问题严重且受影响的人数众多，但令人惊讶的是，抑郁症几乎没有引发公众的行动。人们既不会为对抗抑郁症而集会呼吁，也不会举办高尔夫锦标赛或舞蹈马拉松等慈善募捐活动来帮助抑郁症患者。

另一个令人迷惑不解的问题是，虽然抑郁症的影响是显而易见、可以量化的，包括工作效率下降、收入减少、婚姻破裂，甚至是自杀身亡等——流行病学家和经济学家都对此进行了大量的统计，但与此同时，抑郁症的影响也是无形的、不可估量的。我们无法直接通过血液、尿液或基因检测做出抑郁症诊断。受抑郁症影响的人没有明显的"烙印"，也没有单一的明显迹象能够说明一个人正在经历抑郁症。

此外,人们对抑郁一词的使用往往不准确。通常,当人们说"我真是要抑郁了"这句话时,他们只是在对生活中的一些小挫折,比如下雨破坏了野餐计划、新沙发被咖啡弄脏了、最喜欢的乐队演出票卖光了等做出反应。如此随意地使用"抑郁"一词使得抑郁症患者经常被视为夸大问题严重性的抱怨者。更糟糕的是,"抑郁"一词也被临床医生、科学家等专业人士用于标记一种严重的灾难性状态:一个人无法起床、无法工作、无法自理,甚至被自杀的念头所吞噬。"抑郁"一词的使用场景如此之广,这也就难怪大众对于抑郁症到底是什么困惑不解了。

因此,如果要消除围绕抑郁症的许多误解,我们需要简化问题。让我们从这一无可争议的本质开始:抑郁是一种心境。

进化赋予了我们情绪系统。该系统会通过某些可预见的方式应对威胁和机遇。当我们朝着重要的人生目标快速前进时,我们的心情通常很好。当我们的进程受阻或离重要的人生目标越来越远时,我们的心情就会低落。情绪能够反映环境中关键资源的可用性,包括外部资源(例如食物、盟友和潜在伴侣)和内部资源(例如精力、激素和体内水分),并确保任何动物都不会把宝贵的时间和精力浪费在无用甚至危险的行动上,例如在捕食者潜伏时跳交配舞。鉴于各种资源——无论是时间、精力还是金钱——都是有限的,将资源用于无法实现的目标带来的后果可能是毁灭性的。

情绪系统具有丰富的多样性,包括精力充沛的兴奋状态、日常的无聊感,以及我们称之为抑郁症的更为严重的负面情绪状态。情绪系统控制着我们的思想和身体,而抑郁症正是这种力量的典型例证。情绪会影响我们的思维:在抑郁状态下,我们会感到失落、挫败或者觉得自己无能。情绪也会影响我们的行为:抑郁时,我们可能会退缩、取消计划甚至完全放弃计划。情绪状态甚至会影响我们的生理机能:在抑郁期间,我们的身体处于高度警觉状态,并被锁定在一种恐惧状态之中,使我们夜复一夜,难以入睡。

情绪是一种与生俱来的能力,因此不可避免地,人们会有好的情绪和坏的情绪,包括我们称之为抑郁症的不愉快的情绪状态。实际上,几乎每个人都有一定的对抗抑郁症的能力,但这并不意味着抑郁症对每个人而言都是一样的。相反,抑郁症以不同的方式影响不同的人,有着许多不同的表现形式。对于

情绪状态会影响睡眠

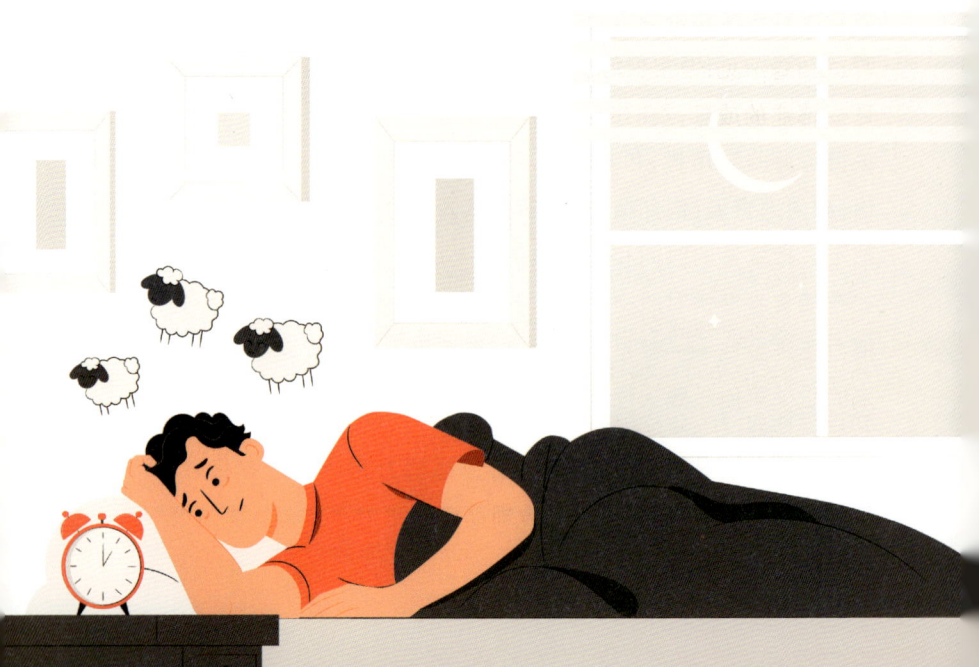

一些人来说，抑郁症可能更多地表现为思维障碍；对于另一些人来说，躯体症状和动机变化可能最为突出；对于其他人来说，痛苦情绪则是主要的症状。抑郁症可能会让人感到不对劲或不安，但抑郁症无关对错。对于游艇上的大亨、住在桥下无家可归的人、保险推销员或时装模特来说，抑郁症可能意味着不同的东西，因为每个人都通过自己过往的经历和对自我的理解来解读自己的情绪。

"抑郁是一种心境，是情绪系统的一部分"这一说法为我们指明了方向。找到方向是帮助我们更深入地思考抑郁症是什么，以及它来自哪里的第一步。即便如此，这个问题依旧十分复杂。在后文中我们会看到，许多不同的因素会共同作用于情绪系统。这些因素包括我们看得见或能意识到的因素，例如环境事件、人际关系状况、饮食、睡眠习惯、体育锻炼、光照以及我们自己的思维和想法等。但是情绪系统也受到我们看不见或意识不到的因素的影响，例如免疫系统或应激激素的影响。看得见和看不见的因素同时作用于情绪系统，这一事实也就意味着抑郁症的成因存在着一定程度的不确定性。

本书以我们对情绪的不确定态度为假设和出发点，以帮助我们更好地理解抑郁症。抑郁症患者往往会问"为什么是我？"或"为什么是现在？"当这些问题没有明确的"答案"时，患者或他们的亲人可能会感到沮丧。尽管如此，我们还是可以学习相应的知识，并成为自己情绪的主人，本书旨在为此提供帮助。这些知识包括如何区分抑郁症和正常的情绪变化；如何更好地理解影响情绪的因素；以及如何更好地控制这些影响因素，包括我们可以为自己做些什么，如何从专业人士那里获取更多帮助等。

历史上抑郁症是如何被定义的？

抑郁症似乎是我们这个时代的一大危害。我们经常读到关于抑郁症发病率上升的报道，以及将其与当今时代趋势，例如社交媒体的使用增加或零工经济对务工者产生的负面影响增多等联系起来的评论。近几年的传染病大流行带来的精神压力也让人们愈发认为，抑郁症在许多国家正愈演愈烈，而且可能达到了前所未有的程度。但是，抑郁症真的只是一种现代疾病吗？

回顾历史，我们会发现，抑郁症并非仅是一种现代疾病。几个世纪以来，人们对于抑郁症的成因或应对措施的看法可能各不相同，但对抑郁症的实际描述——它的主要特征以及它如何改变一个人的思想和行为——却显示出惊人的一致性。在有文字记载的历史中，类似于我们现在所描述的抑郁症的内容一直存在。

关于类似于我们现在所知的抑郁症症状的书面记载可以追溯到公元前2000年的美索不达米亚（Mesopotamia）。其中有一段文字描述了当一个人遭受了长时间的不幸后，他所表现出来的症状。

> 他躲在卧室，吓得浑身发抖，四肢虚弱到了极点。若他对神与国王怀有愤怒，若他时常惊恐万分、昼夜难眠、噩梦连连，若他（由于）缺少食物和水而变得虚弱，若他（在交谈时）忘记想说的话，那么就是（他的）

神将愤怒降在了他身上。

在这些文字中,抑郁症被描述为一种精神问题(可能是由恶魔附身引起的)而非身体问题。因此,人们通常不会寻求医生的帮助,而是转而寻求牧师的帮助。

古希腊人和古罗马人发现了忧郁症,这种疾病类似于现代所描述的抑郁症。例如,埃斯库罗斯(Aeschylos)在悲剧《俄瑞斯忒亚》(Oresteia)中描绘了俄瑞斯忒斯(Orestes)这位主人公在杀死母亲后被复仇女神追捕的故事。俄瑞斯忒斯的忧郁症状类似于现代人的抑郁症:食欲不振、睡眠过多,甚至连洗澡都没有动力;经常哭泣、长期感到疲惫和无助。

从事忧郁症研究的古希腊和古罗马权威人士对于忧郁症的成因有不同的看法。希波克拉底(Hippocratēs)认为忧郁症或者说"长时间持续的恐惧和沮丧状态"是一种生理疾病,是由四种体液——黄胆汁、黑胆汁、黏液和血液——失衡引起的。具体而言,忧郁症归因于脾脏中过量的黑胆汁。希波克拉底的首选疗法是通过放血、沐浴、锻炼和饮食来调整情绪。相比之下,古罗马哲学家、政治家西塞罗(Cicero)对忧郁症的成因持另一种看法,他认为其根源在于心理障碍,比如愤怒、恐惧和悲伤等负面情绪。与此同时,另一大群人则继续相信忧郁症和其他精神障碍是由恶魔和神的愤怒引起的。

在中世纪,基督教的宗教观念主导了欧洲人对精神疾病的思考:忧郁症等心理健康问题在很大程度上是被上帝厌恶的征兆,指示着罪恶的生活或忏悔的需要。17 世纪,罗伯特·伯顿(Robert Burton)的《忧郁的解剖》(The Anatomy of Melancholy)

使人们对忧郁症的看法发生了翻天覆地的变化。这本广为流传的书中对忧郁症的成因做出多种解释,包括更多世俗的社会和心理因素,例如贫困、恐惧和孤独等。伯顿还提出了一些非宗教性质的治疗建议,例如饮食、锻炼、旅行、泻药(清除体内毒素)、放血、草药和音乐疗法。虽然使用泻药和水蛭等治疗方法在现在看来似乎很陌生,但《忧郁的解剖》中对忧郁症内因的描述与当代精神病学教科书中对抑郁症患者心理的描述是一致的。伯顿在书中有这样一段描述:

> 忧郁在每一个微不足道的场合中来来往往,在悲伤、有需求、患病、烦恼、恐惧、激愤或心烦意乱时,在忧心、不满或思考时,它带来精神痛苦、迟钝感、沉闷感和烦恼,使我们远离任何快乐、欢笑、乐趣和愉悦,

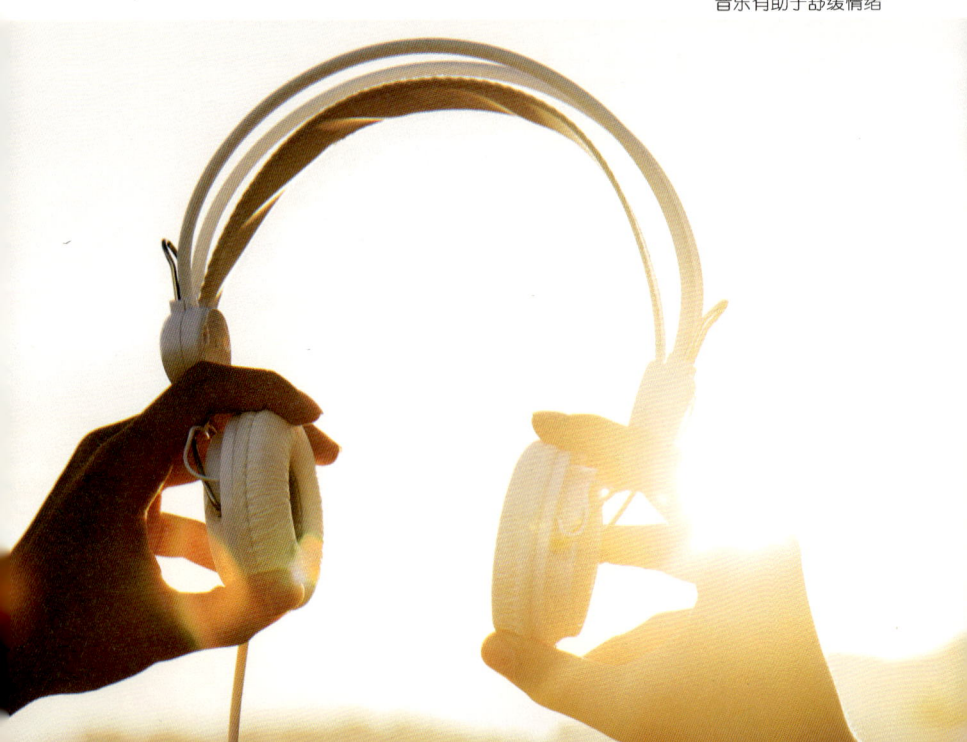

音乐有助于舒缓情绪

引起我们的厌倦或反感。①

20世纪,"抑郁症"一词逐渐被广泛使用。许多人将这个词的普及归功于精神病学先驱埃米尔·克雷佩林(Emil Kraepelin),他认为抑郁症是由脑部病理引起的,而脑部病理至今仍是心理健康领域的重要议题。与此同时,弗洛伊德(Freud)和他的追随者提出了新观点,他们认为抑郁症是由内部的心理冲突(愤怒转向内心)引起的,这种冲突最好通过谈话疗法来解决。直到今天,关于抑郁症的生物学观点仍然与各种心理学观点共存。

20世纪迎来了更加标准化的抑郁症诊断方案,这也是目前的主流诊断标准。为了能用与生理疾病治疗方法类似的方法诊治精神疾病,美国心理学家和精神病学家于1952年出版了第一版《精神障碍诊断与统计手册》(*Diagnostic and Statistical Manual of Mental Disorders*, DSM)。在第一版DSM(此后经历了许多版本的迭代)中,抑郁反应(depressive reaction)这一术语被用于描述由内部冲突或可识别的事件(如失业或离婚)引起的情绪严重低落的症状。

显然,罗马士兵、希腊哲学家、法国农民和纽约市出租车司机可能有完全不同的抑郁原因,而当时的权威人士可能会就这些人应该做些什么提出完全不同的建议,包括洗澡、放血、驱魔和服用氟西汀等。但从另一种意义上说,无论我们身处哪一段历史进程中,抑郁症就是抑郁症。尽管不同文化和语言之间存

---

① Burton, R. (1621[2001]). *The Anatomy of melancholy*. New York: New York Review Books, 143.

在巨大鸿沟,但每个历史人物都可能会经历相似的症状并以相似的方式行事。

需要记住的是,进化的力量塑造着我们的情绪系统,但进化的速度就像地质运动一样缓慢。相比于人类文明发展的步伐,进化的速度要慢得多。飞机、计算机和电力系统使得我们所处世界的物理和心理环境与30万年前第一批智人所面临的截然不同,然而我们产生情绪的神经系统却与早期智人的基本相同。由于我们的情绪系统架构的进化速度无法跟上人类文明发展的惊人步伐,因此即使抑郁症的基本形式保持不变,不同历史时期的抑郁症发病率也会有所不同(例如,现在美国的抑郁症发病率可能比1950年要高)。

2　认识抑郁症

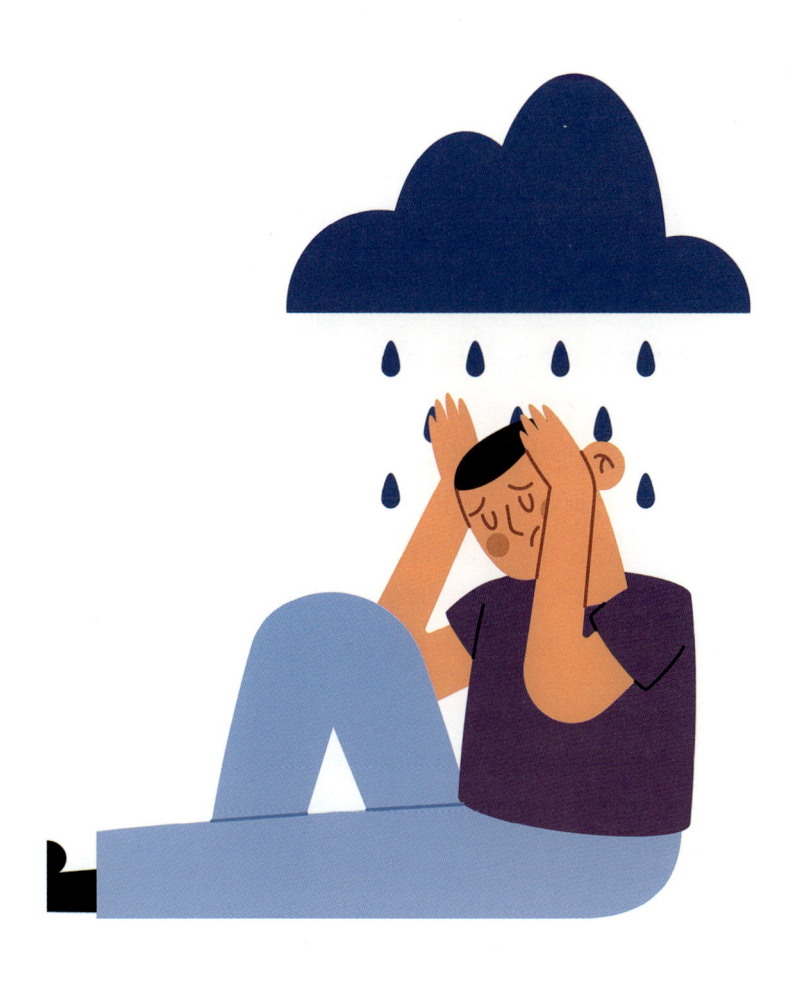

抑郁症的症状有哪些？

抑郁症是一种综合征。综合征是在疾病过程中，以非随机的方式同时或按一定次序出现的一系列症状。综合征的一个典型例子是链球菌性咽喉炎，其症状可能包括发烧、扁桃体肿大、吞咽困难和淋巴结肿大等。这些症状之所以会合并出现，是因为链球菌感染了人体，进而引发了一系列反应。这些症状预示着人体罹患一种真正意义上的综合征的概率很高：生物检测可以验证作为病原体的传染性细菌的存在。

与此相反，抑郁症诊断并不基于客观检测。它主要依赖于对症状的观察和积累的临床智慧。随着时间的推移，许多临床医生和研究人员已经注意到某些心理问题会合并出现。例如，遭受低落情绪困扰的患者很可能同时受到了疲劳和睡眠问题的困扰。当足够多的症状同时出现时，患者就可以被诊断为完全抑郁综合征，也称为重性抑郁发作 (major depressive episode, MDE)。最终，抑郁症诊断还需要建立在对患者症状的仔细评估之上——综合考虑患者所说的内容以及患者的行为方式。尽管临床医生可以对患者提供的信息加以过滤或解读，但诊断的最终依据还是患者的症状报告，而不是他们的血液或脑部检测数据。

那么抑郁症的症状有哪些呢？我会以 24 岁的自由撰稿人朗尼 (Lonnie) 为例来说明抑郁症的 9 种症状。朗尼在经历异地恋分手后患上了抑郁症。预先说明：朗尼并不是某一个真实存在的抑郁症患者。与本书中介绍的其他案例一样，她是我在研究过程中通过与许多抑郁症患者的访谈所勾勒出来的综合形象。

主要症状

抑郁症的核心特征体现为 2 种症状,患者被诊断为抑郁症时必须至少要有其中 1 种症状。

一种无法摆脱的悲伤、低落情绪:朗尼用"空虚"一词来形容自己的情绪状态。在过去 3 个月的大部分时间里,她都感到空虚或沮丧。偶尔,她的情绪会在一两个小时内变好,这种转变有时甚至没有明显的原因。不幸的是,这些较轻松的时间不会持续太久。

对自己通常喜欢的事物丧失兴趣或愉悦感(专业术语为快感缺失):这种情况适用于个人爱好或朋友关系。朗尼热爱时尚,她的职业写作领域涵盖了时尚行业,但当她变得抑郁之后,她就再也没有打开过自己收到的任何精美杂志或邮购目录;这些物品都堆积在了她的咖啡桌上,未被翻阅。她最要好的闺蜜们打电话约她出去玩,希望能让她高兴起来,但她都拒绝了。之前外向的朗尼现在更愿意独自待着。

相关症状

除了以上 2 种主要症状外,还有其他 7 种与抑郁症相关的症状。一个人必须至少具有这 9 种症状中的 5 种才能被诊断为抑郁症。

睡眠问题:睡眠问题可能表现为失眠,即无法入睡或无法保持睡眠状态。而与之相反的状态,即比平时睡得更多,也可能是一种抑郁症症状,但这种情况并不常见。朗尼的表现就是典型的失眠。每天晚上她都会沉沉入睡,但会在凌晨3点左右醒来,足足比闹钟设定的时间早了4个小时。之后她无法重新入睡,而是躺在床上反复思考自己失败的恋情,以及这段关系出了什么问题,并惧怕着第二天的到来。

精神难以集中:这可能表现为注意力问题或无法做出决定。朗尼在写作方面变得很吃力。在杂货店时,她还察觉到自己的思维已无法正常运转,因为她发现自己在货架前发呆,无法选择购买哪种袋装三明治。

体重或食欲的变化:抑郁症患者通常会出现体重减轻且进

抑郁症患者通常会出现思维障碍

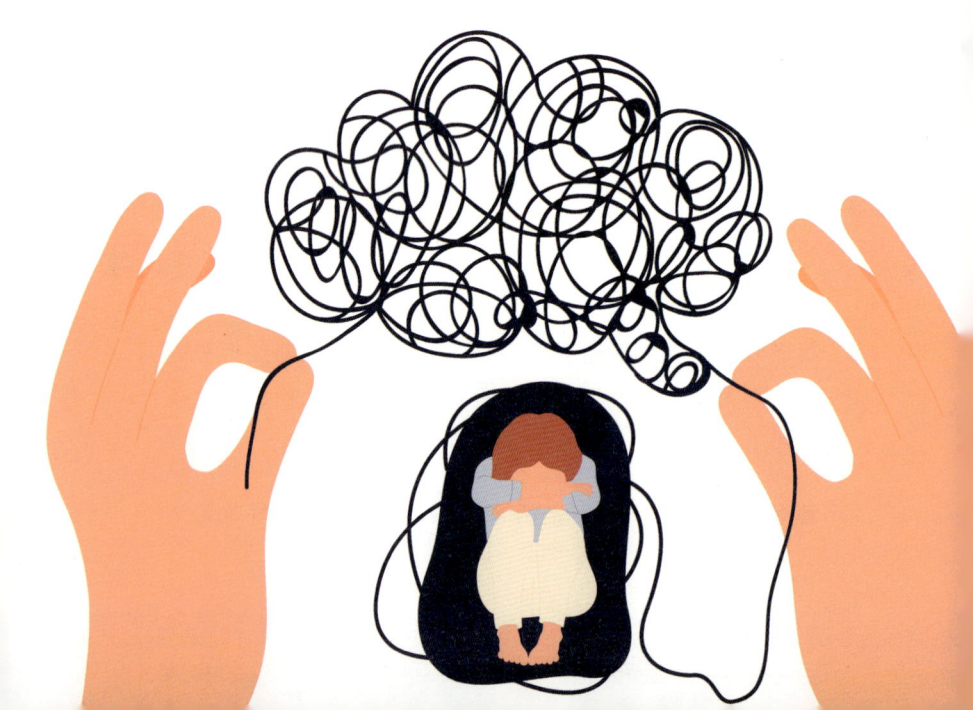

食减少(由于抑郁症,而不是刻意节食)的症状。有时情况相反,抑郁症会导致体重或食欲增加。朗尼表现出的是前一种症状,而且这种症状非常严重。她以前是一名热爱美食和烹饪的美食家,而在过去 3 个月里,她却经常吃不下饭,比原先瘦了两个尺码,并且不得不强迫自己吃饭。当被问及食欲如何时,她说:"这些天我不想吃东西,就像我不想刷马桶一样。"

疲劳或精力减退:抑郁症患者通常会说他们大部分时间甚至每时每刻都处于疲劳状态。朗尼一直感觉疲惫不堪。她必须努力振作精神才能完成最常规的日常事务,例如带着她的宠物狗在附近散步。她将这种疲劳的感觉描述为"有史以来最严重的宿醉",但是并没有感受到前一天晚上聚会的乐趣。

病理性内疚:对于自己做过或没做过的事,抑郁症患者都常怀有内疚感,并为此而痛苦不堪。他们常常怀疑自己作为一个人的基本价值。朗尼对自己的"出生"感到内疚;她在脑海中不断地回想,自己作为朋友和女儿是多么糟糕。她被这样的想法所纠缠:"我真是个废物。"

精神运动性变化:最典型的表现是,抑郁症患者说话或行动的速度比正常人慢。也有一些患者会表现出激越和焦躁不安这种相反的症状模式。朗尼的家人和治疗师都注意到朗尼的语速变慢了。她打电话时,发出的声音很单调;听到问题后,她总是莫名其妙地停顿很长时间才回答。

自杀倾向:自杀倾向是抑郁症最可怕的症状。抑郁症患者对死亡的认识可能很笼统或者可能有伤害自己的具体打算,这可能导致他们计划或尝试自杀。朗尼的症状表现为"被动的死亡愿望"——当她在双车道的高速公路上行驶时,她会想如果迎面而来的汽车突然撞向她会不会更好。

其他常见症状

除了前面讨论过的 9 种典型症状外,抑郁症患者还会表现出其他一些常见症状。尽管 DSM 没有把它们归为抑郁症症状的一部分,但它们非常值得注意。

焦虑:焦虑就像抑郁症的影子。大多数抑郁症患者的焦虑程度都偏高。朗尼总是紧张不安;她感到肌肉紧张,经常担心自己不会好转,并会因此失去工作和所有积蓄。

聚焦于自我的思维方式:抑郁症患者最典型的特征之一就是专注于自己。朗尼每天都花很长时间独自思考,试图想明白自己为什么会抑郁。她会记录自己每小时的情绪变化,并将所有的情绪变化与自己的活动和睡眠情况联系起来。她沉湎于自己的失败中,不止一次地告诉自己,可能是上帝或某种看不见的力量想惩罚她,所以才会让她饱受抑郁症的折磨。

悲观主义:抑郁症患者认为未来会比现在更糟;对他们来说,保持任何希望都是一种煎熬。朗尼怀疑她的抗抑郁药物能否让自己的病情好转。如果抑郁症再持续 6 个月,她怀疑自己可能不够坚强,无法渡过难关。她本质上就是一个过度怀疑者。在最糟糕的时刻,她会对自己说:"我的人生已经完了。"

不明原因的疼痛:抑郁症患者通常会感到身体不适,例如头痛、背痛、肌肉酸痛和胃痛。在被诊断出患有抑郁症之前,朗尼注意到自己左侧胸部出奇地疼痛。她担心自己的心脏可能有问题,尽管她才 20 多岁,身强体健。她接受了体检,但家庭医生找不到她胸痛的原因。最终,这种疼痛只能归咎于抑郁症,这也是该病症的另一个神秘之处。

易怒:抑郁症患者经常感到烦躁不安,而且脾气暴躁。朗尼有一段时间感到所有的人和事都让她心烦。有时她会拼命地想为自己的愤怒找到一个安全的宣泄口;她生家人的气,生前男友的气,生自己的狗的气,生所有事情的气。她不会对那些冤枉自己的人大喊大叫。她大部分时间都把这种愤怒憋在心里,或者通过在卧室里猛捶枕头来发泄。

自行用药:抑郁症患者经常在负面情绪中挣扎,因此他们(可以理解地)会通过滥用药物来控制情绪。自行用药远不止

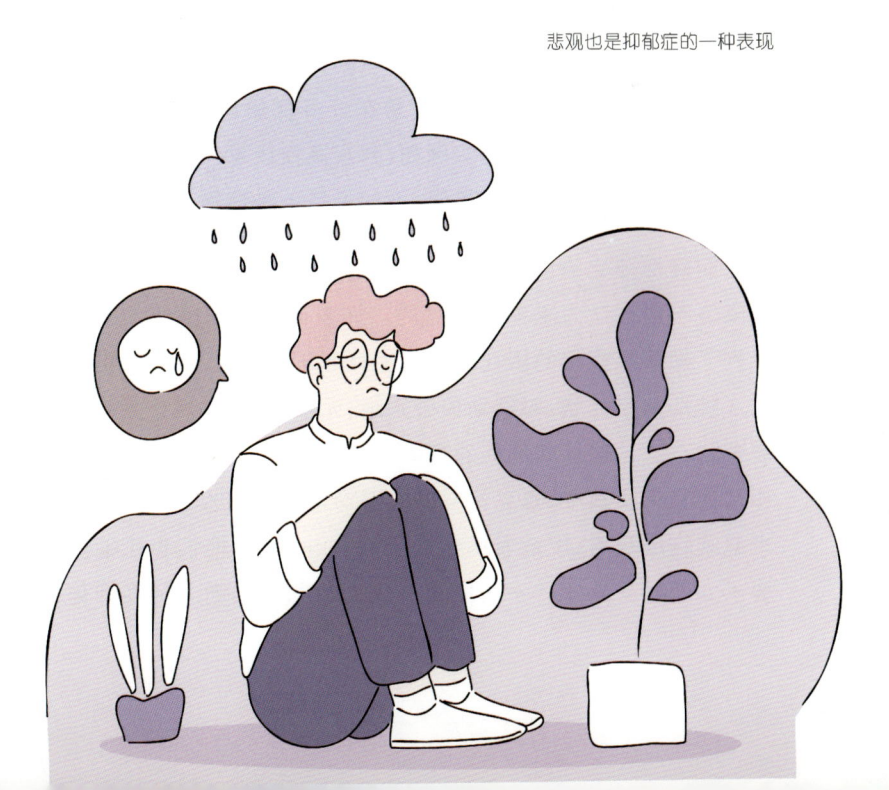

悲观也是抑郁症的一种表现

随意使用抗抑郁处方药,还包括滥用其他多种物质——可能是用于消除疼痛或减轻焦虑的各种化学物质,例如滥用镇静剂或安眠药,或过度依赖抗焦虑药物等。就朗尼而言,她已经开始对安眠药产生依赖了。藏起的药丸是她的小秘密。她总在尝试自行用药,幻想着如果在正确的时间服用了适量的药物,自己就能够整夜安眠。但这种效果很少实现。相反,她的情况变得更糟——睡眠质量不佳,第二天感到头昏脑涨,以及安眠药的副作用所造成的行动减慢。

抑郁症与普通的悲伤情绪有何不同?

在临床上,医生在诊断患者是否患有抑郁症时,通常会考虑患者是否在连续 2 周内出现了上述 9 种症状中的至少 5 种(其中至少 1 种为主要症状)。不幸的是,朗尼的情况远远超过了这 2 个阈值。然而,我们应该认识到将 5 种症状这一阈值用于抑郁症诊断是有些武断的,尽管在许多疾病诊断中,这种有些随意的阈值设定很常见。例如,判定高血压发作的确切阈值与其说是划定此病的特定界限,不如说是一种惯例。

明确抑郁症的诊断阈值虽然对指导决策很重要,但这一诊断阈值不应被认为是完全绝对的。许多低于诊断阈值的人也受到了抑郁症症状的困扰。以查克(Chuck)为例,他最近出现了 3 种抑郁症症状:对活动失去兴趣,无法入睡,并且一直处于疲劳状态。这些症状使他感到痛苦,并妨碍了他作为校长的工作。在临床实践中,查克这样有阈下抑郁症状的人可能会被要求继续临床观察,以查看病情是否会恶化,此外他们也可能被要求立即接受治疗——这取决于医生的临床判断。轻度抑郁症很常见，而这只是抑郁症普遍存在的一种表现。

轻度抑郁症的存在引发了一个更大的问题：抑郁症与"普通的痛苦"或者普通的悲伤情绪有何不同？

关键的一点是，抑郁症与普通的悲伤情绪并没有本质上的区别。抑郁症与普通的悲伤情绪都是同一个情绪系统的产物。例如，环境压力或者睡眠不足等因素会使一个人更容易患上抑郁症，而这些因素也会使一个人更容易产生普通的悲伤情绪。从这个角度来看，抑郁症与普通的悲伤情绪的区别只是严重程度不同而已。

即使抑郁症与普通的悲伤情绪有相同的构成因素，它们给患者带来的感受仍然可能不同。一方面，抑郁症比普通的悲伤情绪更强烈，可能会让人感到完全无法承受。另一方面，抑郁症的持续时间更长。那些针对抑郁状态的典型持续时间的研究证实了这一点。普通的悲伤情绪通常只会持续数小时或数天。相比之下，重性抑郁发作的诊断标准要求症状持续至少 2 周，而抑郁症症状的典型持续时间要更长，为 4~6 个月。鉴于上述原因，抑郁症会对患者的日常生活造成严重影响。随着朗尼的情绪无法控制地越来越糟，她越来越执着于弄清楚为什么自己会感觉如此糟糕，以及为什么自己无法摆脱这种糟糕情绪——这种恶性循环使得她的情绪进一步恶化。

这凸显了两者之间可能存在的另一个重要区别，这一区别也是抑郁症患者所面临的典型难题：抑郁症比普通的悲伤情绪更难应对。朗尼也注意到了这一点。当她经历普通的悲伤情绪时，她可以想出十几件甚至更多她可以做的事情来让自己振作起来，至少是暂时振作起来。看喜欢的节目、吃一顿美餐、和闺蜜一起度过一个晚上、在健身房锻炼半个小时，甚至有时只是小睡一会儿，都能让她感觉有所恢复。相比之下，在患抑郁症期间，她所做的任何事情似乎都无法有效地改善她的情绪。这3个月来，朗尼的情绪基本上就像一潭死水，这也解释了为什么她会有一种深深的挫败感与无望感，以及为什么她会对自己情绪的每一个微小波动都耿耿于怀。

承认抑郁症带来的独特体验很重要：抑郁症患者常说，抑郁症与普通的悲伤情绪"感觉不同"。这就解释了为什么历史上人们会认为抑郁症很奇怪，甚至很可怕。和许多患者一样，朗尼说她很难确切地指出抑郁症与普通的悲伤情绪有什么不同，部分原因是情绪本就非常难以描述。她说，在患抑郁症期

睡眠有助于人们走出悲伤情绪

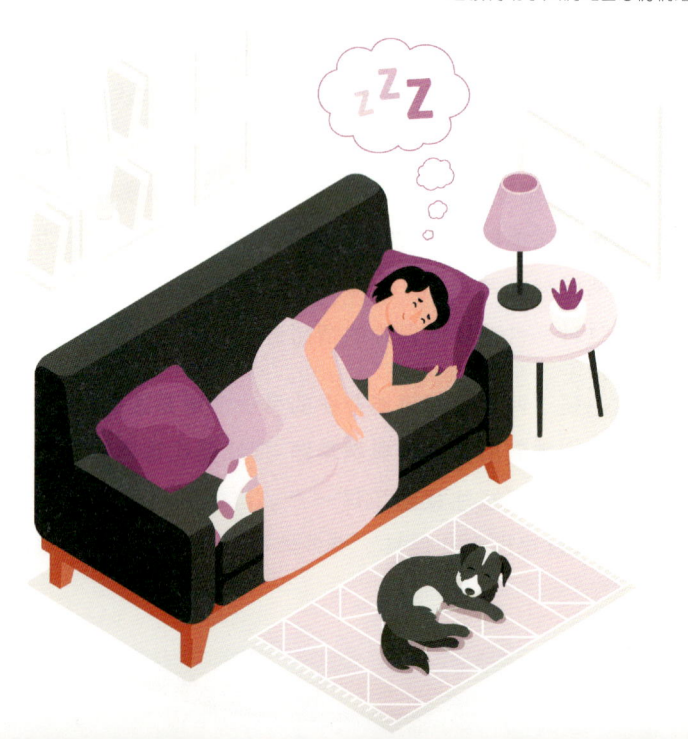

间,她并没有确切地感到悲伤,而是感到麻木以及一种与自身感受相隔绝的割裂感,就像有想哭的冲动但哭不出来一样。

最后,由于抑郁症带来的负面感受更强烈且持续时间更长,抑郁症造成的伤害远多于普通的悲伤情绪。抑郁症可能会影响患者工作、上学、照顾孩子或维持人际关系的能力。严重时,患者可能会卧床不起或丧失自理能力。对于朗尼来说,抑郁症引发的最显著的问题是她无法写作。作为一名自由撰稿人,正常情况下,她可以在一两天内完成一项写作任务。而抑郁症减缓了她的思考和写作速度,以至她仅仅坐在键盘前敲出几句话都成了一件难事。她想放下撰稿工作并休息一段时间,但她的客户在等着她交稿,并且坦率地说,她需要钱。这种工作能力的损失也给她的情绪带来了负面影响:随着交稿日期的到来,朗尼越来越觉得自己根本不称职,没有人会再雇用自己,也没有人应该雇用自己。她的案例基本说明了抑郁症的不同症状是如何互相影响并层层叠加的。

抑郁症的严重程度有多大差异?

在前面一个小节中,我们一直在讨论普通的悲伤情绪和抑郁症之间的不同情绪范围。然而,即使达到了抑郁症的诊断阈值,需要讨论的情绪范围仍然很广,因为抑郁症本身的严重程度差异很大。

重度抑郁症患者通常表现出 5 种以上的典型症状,他们的症状很严重,而且会造成功能损伤。例如,严重的快感缺失患者可能无法从任何活动中获得愉悦感,并且想不出任何可能会给他们带来愉悦感的办法。重度抑郁症的常见症状模式包括显著的体重减轻,以及由于缺乏动力或精力而长时间卧床不起。通常,重度抑郁症患者的一个显著特征是行为发生巨大变化,即使是洗澡、刷牙或换上干净衣服这样的基本卫生习惯可能都会受到影响。同样,重度抑郁症患者的认知可能会受到干扰,甚至完全脱离现实。例如,患者的内疚感可能会转化为一种顽固的病态信念——自己是个魔鬼。相比之下,轻度抑郁症可能会令患者感到痛苦,并使其在认知和行为方面表现出更细微的变化,但与此同时,他们可能在许多方面都仍然能够表现正常,并且可以在他人面前隐藏症状数周或数月之久。事实上,轻度抑郁症患者可能在意识到自己需要治疗或获得帮助之前就发现病情已经消退。

广泛的研究表明,症状的严重程度是抑郁症的一个重要基本特征,这或许并不令人意外。一般来说,重度抑郁症更难治疗,它往往比轻度或中度抑郁症持续时间更长,并且更有可能复发。

单相抑郁症和双相障碍有什么区别?

在讨论抑郁症时,本书主要关注单相抑郁症(unipolar depression),这是一种更常见的情绪障碍。单相抑郁症中的"单相"完全可以按字面意思进行理解,也就是说,单相抑郁症患者面临着同一组问题,这些问题只存在于情绪低落期,包括我们一直在讨论的抑郁症症状。

相比之下,双相障碍(bipolar disorder)患者在情绪高涨期也会面临问题。双相障碍的情绪高点通常伴随着轻躁狂或躁狂发作出现;在这一时期,患者常表现为异常的兴奋、欣快,有时也表现为易怒,并伴有思维奔逸和从事危险或冒险活动的倾向。虽然情绪异常高涨听起来很有趣,但这种高涨情绪对双相障碍患者来说可能具有相当大的破坏性,在这种情绪的驱使下,患者可能会挥霍掉毕生的积蓄、滥用药物或做出其他糟糕的生活选择。

双相障碍患者通常面临两组不同的情绪问题。除了情绪高涨期的问题外,情绪低落期的抑郁发作也是其特征性问题。应对双相障碍可能会特别困难,因为抑郁发作的情绪低谷期与(轻)躁狂发作的情绪高峰期常反复循环或交替出现。这是双相障碍的典型特征,也与其高住院率及高自杀率有关。

双相障碍与单相抑郁症的不同也表现在其他许多方面。首先,两者的心理表现不同。由于双相障碍还涉及异常的情绪高涨,因此与单相抑郁症相比,双相障碍带来的情绪感受对于患者及其家人来说更像是一个忽上忽下的过山车。其次,两者的治疗方法也不同。双相障碍治疗中常用的一类药物被称为情绪稳定剂,其中最著名的是碳酸锂片,它可以用于平衡双相障碍患者情绪波动的两个极端。事实上,许多精神病学家担心传统的抗抑郁药物会使得双相障碍患者的情绪更加不稳定。一些研究人员还认为,相比单相抑郁症,双相障碍更容易受到遗传因素的影响。由于这些差异,包括 DSM 第五版(DSM-5)在内的传统诊断体系会将单相抑郁症和双相障碍进行区分。因此,我们对单相抑郁症的解读可能不适用于双相障碍。双相障碍患者可利用的部分资源请见"推荐阅读"部分。

3 什么时候应该担心自己可能患上了抑郁症？

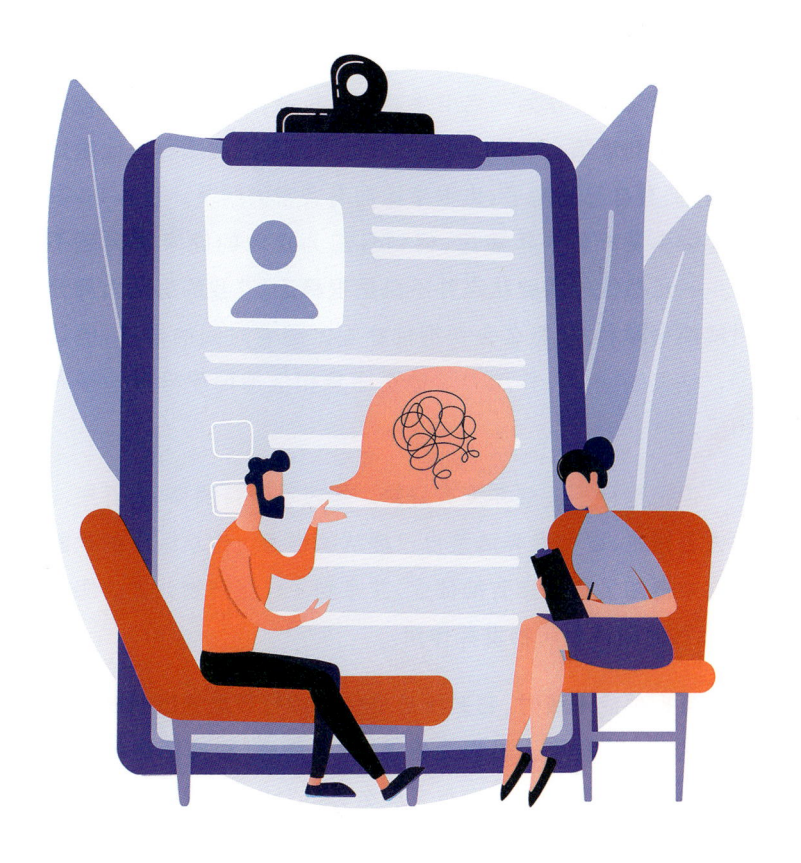

案例研究：乔斯

"我怎么了?" 5个月前,乔斯(Jose)问了自己这个问题。他注意到的第一件奇怪的事情是自己变得像小猫一样虚弱——只是上一段楼梯他就感到筋疲力尽。乔斯不仅身体疲惫不堪,而且头脑昏沉。例如在阅读一份政策备忘录时,他会反复阅读同一段话。他感到很不舒服。他想,他是得了流感,还是得了抑郁症?

起初,他并不相信自己得了抑郁症。他真的有理由得抑郁症吗?并没有。作为一名卫生政策分析师,他虽然经常为自己的工作感到烦恼,但他生活中的其他事情都进展顺利。他婚姻美满,拥有自己的房子,也很幸运拥有亲密的朋友。步入50岁可能会引发一些中年焦虑,但到目前为止他的健康状况还不错——虽然他的情绪状态并不总是很稳定。"我的生活大部分时候都很顺利,我怎么会得抑郁症呢?"随着时间的推移,他认定,"这只是因为工作压力。"他更愿意相信抑郁症与自己毫不相干。

但是这种不适感并没有好转。经过2个月的挣扎,乔斯决定去看医生,以彻底弄清楚自己症状的根源。他从医生的诊断结果中得知了自己患有抑郁症,并拿到了一张药物处方。服药1周后,他期待着药物发挥作用。

当抑郁症来袭时,它并不总是会扬铃打鼓地给出明确的信号。这在一定程度上是因为普通的"无聊感"和抑郁症的临床表现之间并没有明显的界限。那么,人们什么时候需要担心自己或亲友可能正面临着抑郁症的侵扰呢？以下是一些判断依据：

强烈而持久的症状：如第 2 章所述，抑郁症比普通的悲伤情绪更强烈且持续时间更长。虽然普通的悲伤情绪会让人流泪，但抑郁症对人的身心影响更广泛。例如，乔斯不仅感到身体虚弱，而且无法集中注意力工作。无论有无原因，持续 1 天或 1 周的情绪低落都属于正常的情绪变化，但乔斯的低落情绪几乎不间断地持续了几个月，这就很令人担忧。抑郁症会持续较长时间，而普通的悲伤情绪则不会。

功能障碍：与普通的悲伤情绪相比，抑郁症会带来更显著的功能变化。通常情况下，当感到悲伤时，人们仍然可以完成

抑郁症会影响工作

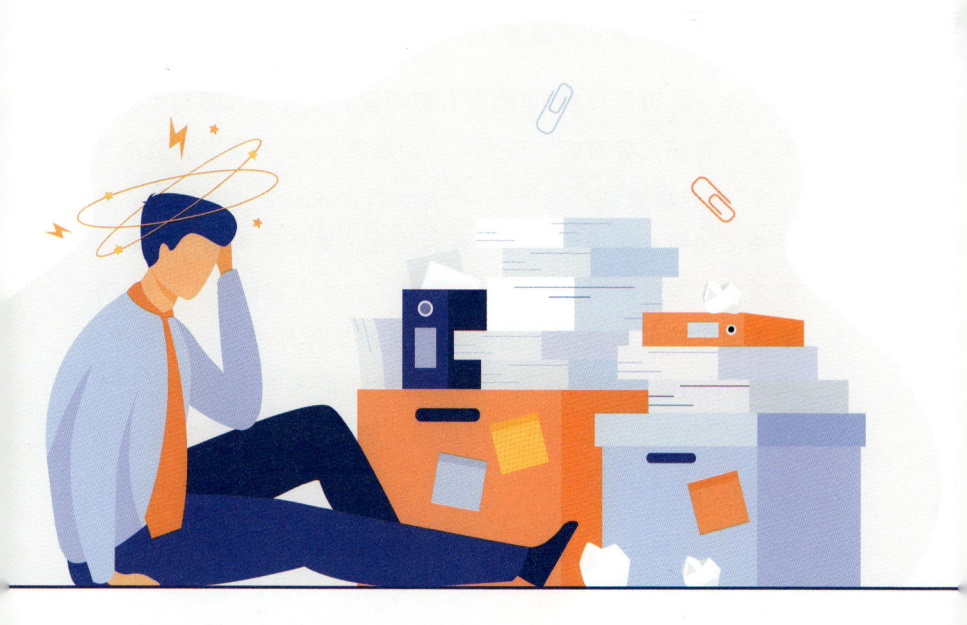

工作、与他人交流，并处理日常琐事。但是如果这种情绪对上述日常生活事项的任何一项造成了影响，那么我们就有理由怀疑当事人患有抑郁症。就乔斯而言，他现在很难写出之前对他来说很简单的政策备忘录。他开始回避自己的朋友和熟人，也不再锻炼身体，然而曾经，锻炼身体对他来说可是一种很好的娱乐和发泄方式。

主观感受与实际情况不相符：如果当前的环境事件无法解释一个人的感受，则表明他面临的可能不仅仅是普通的悲伤情绪状态。在你受到朋友冷落或得知你最喜欢的运动队输掉了比赛后，你在一段时间内感到悲伤是很正常的。而经历近亲去世等重大创伤事件将引发更加严重的抑郁情绪（包括达到临床上的抑郁症诊断标准）。在乔斯的案例中，由于没有明确的事件可以解释他的感受，所以他排除了自己患有抑郁症的可能性。这实际上是一种误解，因为抑郁症不需要触发因素。事实上，对生活事件的细致研究表明，许多抑郁症患者在发病前并没有遭遇任何明显的触发事件。

有一点可以理解，可能患有抑郁症会让许多人感到不安或恐惧。有些人会对确诊产生可怕的联想：这是否意味着我成了一个"失去理智"的"疯子"？还有一些人因为害怕与精神卫生系统接触而不愿接受诊断（"我会被强行给予药物治疗或者被要求穿上紧身衣"）。这种态度解释了为什么和许多人一样，乔斯更愿意将抑郁症症状归咎于普通的工作压力之类的因素。调查发现，超过半数达到了抑郁症诊断标准的人没有接受治疗，人们对确诊的恐惧和对治疗的抵触可能有助于解释其中的原因。乔斯的案例还说明了抑郁症患者常常得不到充分治疗的另一个原因：即使人们接受治疗，那也是在抑郁症已经发展得不受控制之后，进而贻误了最佳治疗时机。

自我诊断可行吗？

读到此处，你可能已经了解了抑郁症症状。作为一个爱读书、有悟性的人，你可能知道网上有一些据称可用于诊断一个人是否患有抑郁症的测试。你可能会想：既然如此，为什么还要去做专业诊断，而不做个免费的测试，进行自我诊断呢？

自我诊断当然可以，对于那些有着多次抑郁经历（曾经历多次抑郁发作）的人来说，自我诊断的结果可能是可靠的。但是对于其他人来说，自我诊断往往容易出错，而且诊断结果可能非常片面。

自我诊断可能会出现假阳性错误（在现有情况不足以做出抑郁症诊断时得出诊断结论）。出现假阳性错误是因为有时候事情实际上并不像我们想象中的那么糟糕。一些人生来就容易焦虑，或者容易看到自己最糟糕的一面，因而会夸大自己的症状。对于这些人，临床医生对他们的症状进行仔细、独立的评估后，可能会发现他们远远没有达到可以确诊抑郁症的程度。在这种情况下，专业人士提供的评估可能会让人们更放心。如果抑郁症症状还没有达到需要治疗的程度，可以先制订应急计划以防症状恶化。

自我诊断也可能会出现假阴性错误（出现漏诊）。有些人，比如乔斯，可能会有意掩饰自己症状的严重性，毕竟否认自身的问题是人性的一个弱点。另一种会导致漏诊的情况是,人们缺乏对抑郁症的了解,或者缺乏对自我的洞察力,从而忽视了抑郁症症状。在这些情况下,仔细、全面、独立的临床评估的价值就体现出来了,它可以纠正人们的偏见,并对人们是否真的患有抑郁症做出准确判断,尽管它有时会给出人们"不愿听到"的答案。

自我诊断时使用自评测试常常会放大错误。在过去的20年里,互联网上的信息呈爆炸式增长。在几乎没有监管的情况下,关于抑郁症和其他精神健康状况的自评测试也呈爆炸式增长。因此,在互联网上,人们只需要轻轻点击鼠标就可以接触到许多抑郁症测试或筛查工具,但他们却不知道自己所回答的一些问题并没有经过专业验证。当然,使用糟糕的测试工具更有可能得出错误诊断。幸运的是,有些自评测试确实是经过专业验证的,例如在谷歌(Google)浏览器中输入"depression(抑郁/抑郁症)"这个词进行搜索时,用户会在搜索结果中看到一个抑郁症测试工具,那就是抑郁症筛查量表"9项患者健康问卷"(Patient Health Questionnaire-9,PHQ-9)——一个至少已经经过有效性验证的简单工具。已发表的研究表明,如果一个人的PHQ-9得分高,那么他在临床上被医生诊断为抑郁症的概率就会比较大。然而,如果我们想要得到"患有"或者"未患有"抑郁症的确切诊断结论,那么即使是最好的自评测试也是不够的。请记住,这类测试的最初制定意图是用于筛查,而不是作为单独的测试工具来诊断一个人是否患有抑郁症。

我提出这些观点不是为了打击人们对自己的好奇心,也不

3　什么时候应该担心自己可能患上了抑郁症？

是为了阻止人们访问可靠的健康信息公开网站。事实上，有些网站是人们获取抑郁症相关信息的可靠来源，可以帮助人们更多地了解抑郁症，并找到合适的治疗资源。但这些网站也有不好的一面，它们在一定程度上促成了自我诊断之风的流行，而自我诊断可能会导致患者无法得到及时有效的治疗。随着越来越多的人认为互联网上的信息足以帮助他们控制甚至治愈抑郁症，即使症状严重，许多人可能也根本不想去咨询专业人士。这也许可以解释为何那些未经验证的抑郁症自我疗法如此盛行。

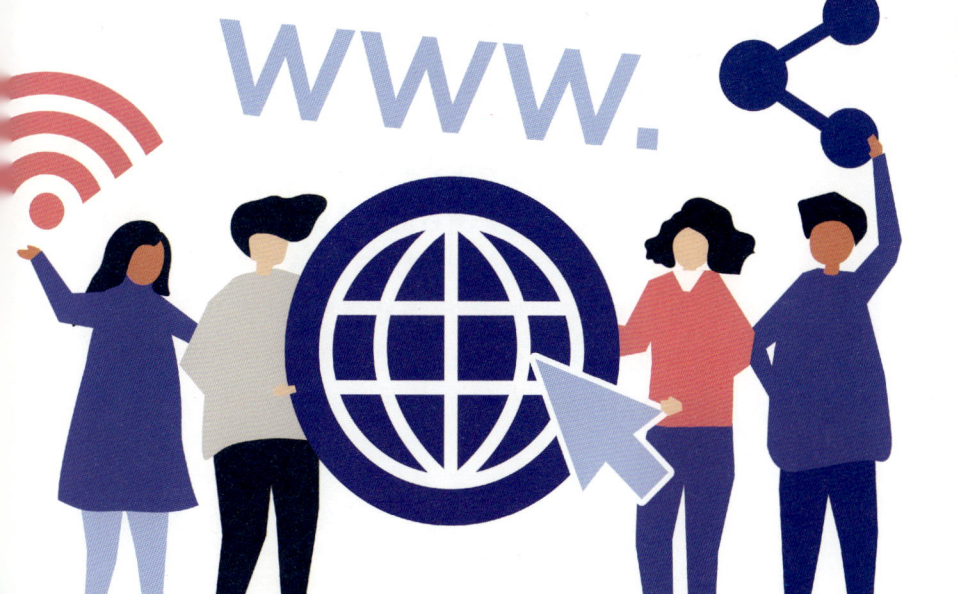

人们可以通过访问可靠的健康信息公开网站获取帮助

诊断抑郁症的更好方法是什么？

如果自我诊断不是一个好方法，那么应该使用什么方法来诊断抑郁症呢？

在诊断抑郁症时，自评测试可以作为诊断的一个起点。但至关重要的是，这些测试的结果随后应被整合进由临床医生进行的更全面的综合评估中。临床医生之所以有如此重要的价值，原因有以下几点：

首先，训练有素的临床医生在评估抑郁症症状方面肯定比患者更有经验。患者在评估自身症状时所面临的一个挑战是他们的症状通常会波动。例如，他们可能会在一周中的不同时刻感知到自己更有动力或者动力不足——所以当被问到有关动力的问题的时候，他们该怎样回答？一名好的临床医生会就不同的活动和情境提出问题，这有助于更好、更全面地了解患者的症状。患者评估自身症状的另一个挑战在于——某位特定的患者只是他自己，只有一个参照点。相比之下，临床医生可能已经接诊过数百甚至数千名患者，这有助于为判断患者的临床症状（如失去动力）的严重程度提供更好的参照。对于某些特定人群，尤其是儿童和青少年而言，临床医生的观点更为重要。儿童和青少年抑郁症的诊断也更具挑战性，因为抑郁症症状在不同的儿童和青少年身上可能表现得有些不同，而且儿童和青少年通常在阐述自身问题方面存在困难。

其次，优秀的临床医生——凭借他们接受的训练——可以将抑郁症症状置于更广泛的背景中进行解释。例如，临床医生

3 什么时候应该担心自己可能患上了抑郁症？

可以评估药物或医疗条件在治疗抑郁症过程中可能发挥的作用，也可以将抑郁症与焦虑障碍等相关疾病的症状区分开来。再如，一名好的临床医生会仔细询问患者病史，以了解他们是否曾经历双相障碍发作。这很重要，因为针对双相障碍患者的治疗通常与针对抑郁症患者的治疗不同。由此，我们可以发现临床医生的另一个价值所在：训练有素的临床医生做出的正式诊断比自我诊断更有价值，因为它有助于为患者快速匹配合适的疗法。

综上所述，让我们考虑三种较好的抑郁症诊断方法。根据其效力，我们可以把它们分为青铜级、白银级和黄金级三个等级。

青铜级：有效的抑郁症自测结合简短的临床会谈。实际上，大多数抑郁症患者就是在初级保健机构通过这种方法确诊的。该方法的优点是医生接受过一些抑郁症相关培训，并且因为抑郁症是在初级保健机构中最常遇到的情况之一，他们肯定会有抑郁症临床经验。其缺点是在大多数初级保健机构中——尤其是在美国，临床会谈是相当简短的，只能进行仓促的评估。此外，家庭医生或儿科医生接受的心理健康方面的培训没有专科医生那么多。不过很多时候，当患者的抑郁症症状很严重或很复杂时，普通的医生会把其转介给精神病学或临床心理学专家。

白银级：有效的抑郁症自测结合详细的精神病学评估。最好的评估方法是开展持续 1 或 2 个小时的半结构化临床访谈，以了解患者全部的心理健康病史，包括抑郁症病史。这种类型的访谈通常由精神卫生专家进行，例如临床心理学家或精神科医生。

　　黄金级：诊断抑郁症的理想方法是三管齐下——有效的抑郁症自测、详细的精神病学评估和身体健康状况评估（假设最近没有进行过这种健康评估）。根据需要，这种评估可能包含体格检查、血液检查和其他相关检查。对身体健康状况进行评估是有好处的，因为抑郁症可能由多种疾病造成或诱发，包括传染病、神经系统疾病（如痴呆）、代谢性疾病等。例如，如果评估发现，一些人罹患抑郁症是因为其体内甲状腺激素水平低，这一发现就能反映出甲状腺激素替代疗法这一独特治疗方法的价值。反之，如果评估发现患者身体状况良好，则有助于排除明显的健康原因这一致病因素。

4　抑郁症的患病率

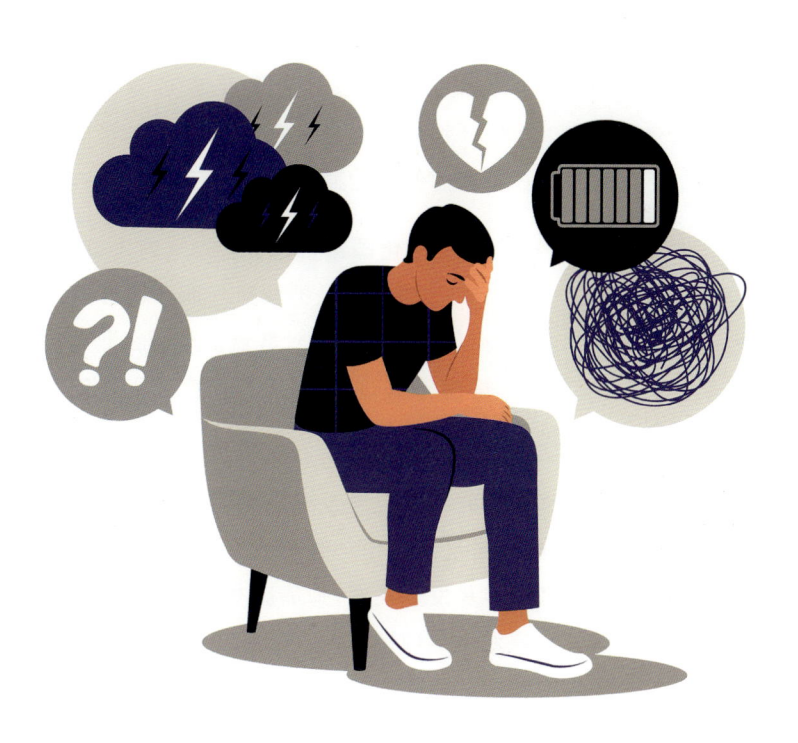

抑郁症有多普遍？

抑郁症是如此之普遍，以至于它被称为精神病学上的"普通感冒"。事实上，情绪障碍是精神障碍患者住院治疗的最常见原因之一。鉴于解决抑郁症问题的前提是能够精准描述它，本章将介绍抑郁症的另一个基本方面——患病率。

在任何时刻，人群中都有 2% 至 4% 的人患有抑郁症。世界卫生组织的一项大型世界心理健康调查发现，在 1 年的时间内，近 6% 的全球人口会患上抑郁症。此外，当我们考虑终身患病率时，抑郁症的患病率还会进一步上升。关于抑郁症终身患病率的最可信的估计之一来自美国国家共病复测调查（National Comorbidity Survey Replication），该调查发现近 17% 的美国人口患有抑郁症。在估计抑郁症终身患病率时，重要的是要考虑那些还没有经历过抑郁症的人后期罹患抑郁症的可能性。

保守地估计，在西方工业化国家，大约有 20% 的人口，即每 5 个人中有 1 个人会在一生中患上抑郁症。而在西方以外地区和非工业化国家，抑郁症患病率估计较低。尽管在非西方国家背景下，抑郁症的患病率有时较低，但抑郁症几乎在任何地方都是一种常见的心理健康问题。

简单的患病率数据并不能完全反映抑郁症给患者带来的负担。首先，抑郁症常常反复发作。有一半的抑郁症患者会经历一次或者多次抑郁症复发。其次，抑郁症发作也可能持续很长时间。虽然抑郁症发作平均持续约 6 个月，但有些人会经历持续数年的慢性抑郁症。抑郁症往往是反复发作的，有时甚至是慢性的,这有助于解释为什么大约一半的终身抑郁症患者每年都会经历一次抑郁症发作。

抑郁症的患病率是否在上升?

抑郁症的患病率似乎在上升,但情况并非如此简单。我们所面临的一个挑战是,我们并没有关于人类历史上较早时期抑郁症患病率的确切估计数据。不管是文艺复兴时期、法国大革命时期,还是大萧条时期,关于抑郁症患病率的可信估计或者记录都是不存在的,而使用稳定标准对现代定义的抑郁症的患病率进行可信估计则始于20世纪后半叶。

即使是现在,要准确估计抑郁症的患病率也不是一件容易的事。在估计抑郁症的患病率时,总会出现一定程度的误差。无论是收集数据的人还是描述自身抑郁症症状的人都会遇到一些陷阱:记忆出现错误,问题不明确或被误解,或者提问者对收到的答复理解有误。估计抑郁症患病率时的另一个潜在误差来源于难以获取一个有充分代表性的样本,例如一个国家的样本。抽样问题可能会干扰对简单问题的准确估计,例如那些关于投票偏好的问题。在美国,很多人可能知道美国民意调查存在周期性失误。可以肯定的是,所有有关抑郁症患病率的估计都存在一定程度的不准确性。

然而,多种不同来源的资料显示,20世纪末和21世纪初,抑郁症的患病率呈上升趋势。这些资料包括:

(1)2018年,美国蓝十字(Blue Cross)医疗保险公司的一项研究分析了4100万份健康记录数据,结果显示,2013年至

2016年间抑郁症患者确诊数量大幅增加。

（2）大量研究表明，抑郁症存在令人不安的组群效应。具体来说，在一些国家，年轻一代人群中抑郁症的患病率越来越高，患病年龄也越来越小，尤其是青少年群体。

（3）基于20万样本的美国国家共病调查（National Comorbidity Survey）发现，与这种组群效应相一致，青少年重性抑郁发作的发病率在2005年至2014年间增长显著，从9%增至11%。

（4）抑郁症在大学生群体中尤为普遍。2012年，美国大学健康协会（American College Health Association）针对美国大学生群体开展的一项调查发现，33%的女生和27%的男生在过去1年中曾感到非常抑郁，无法正常学习。2019年，美国一项针对6.8万名大学生开展的类似调查发现，有20%的学生在过去1年被诊断为抑郁症或接受过抑郁症治疗。这种趋势并不局限于美国。例如，2017年英国的一项研究发现，94%的大学院校表示心理健康服务需求增加，并且抑郁症是学生中最常见的心理健康问题。糟糕的是，大学校园里的这种情况不太可能很快缓解。

（5）美国国家药物使用和健康调查（National Survey on Drug Use and Health，美国一项针对12岁及以上人群的年度研究）显示，根据607520名受访者提供的数据，美国12岁及以上人群的抑郁症患病率在2005年至2015年间有所增加，从6.6%增至7.3%。值得注意的是，12~17岁年龄组的患病率增长最为迅速，从2005年的8.7%增至2015年的12.7%。

（6）在美国，其他与抑郁症有关的行为也有明显增加，尤其是自杀所造成的死亡。2018年，美国疾病预防控制中心（Centers for Disease Control and Prevention，CDC）根据死亡证明书中的死因,公布了 2000 年至 2016 年间的自杀数据。这些数据显示,在 2000 年至 2016 年间,美国人的自杀率上升了近 30%。虽然抑郁症不是导致自杀率上升的唯一因素,但却是主要因素之一。

(7) 2011 年,美国疾病预防控制中心的报告称,在过去的 20 年中,美国抗抑郁药物的使用量增加了近 400%,抗抑郁药物成了 18～44 岁美国人群使用频率最高的一类药物。

(8) 有证据表明,公众心理健康状况在不断恶化。例如,在美国,因精神障碍致残而有资格获得社会安全生活补助金或社会安全残疾保险金的人数在 1987 年至 2007 年间增加了近 1.5 倍——从每 184 名美国人中有 1 人增加到每 76 名美国人中有 1 人。

(9) 从全球来看,根据世界卫生组织 2017 年发布的一份报告,全球抑郁症患者总数在 2005 年至 2015 年间估计增加了 18.4%,2015 年达到 3.22 亿这一惊人数值。这一增长既来自全球人口增长,也来自特定年龄段抑郁症患者人数的激增。

这些统计数据看起来十分惊人,且有理有据。然而,有一些重要的声音对抑郁症的流行是否真实存在提出了质疑。例如,艾伦·霍维茨(Allan Horwitz)和杰尔姆·韦克菲尔德(Jerome Wakefield)认为,在过去的几十年里,抑郁症的患病率变化不大,发生改变的是人们对于抑郁症的看法。如果普通人变得更加敏感,将不良情绪视作不正常情绪,而医生也同样变得更加敏感,那么我们可以预料到,寻求抑郁症治疗的人会越来越多,抑郁症的确诊人数和抗抑郁药物处方量也会逐渐增加。同样地,精神病学家艾伦·弗朗西丝(Allen Frances)发出警示,临床医生在诊断抑郁症方面已经变得越来越"自由"或不严谨。从这个观点来看,临床医生容易将普通的悲伤情绪和人们对普通压力的反应病态化为抑郁症,而这种过度诊断的情况正越来越多。

与此相关的另一个观点是，文化可能助长了抑郁症的流行。人们对抑郁症的认识和敏感性的增强会促进流行文化中出现更多关于抑郁症的讨论，包括发表更多关于抑郁症的文章。这可能会引发一种恶性循环，即关于抑郁症讨论的增加导致更多的生活问题被贴上抑郁症的标签，不管这种讨论是来自试图抗击抑郁症污名化的心理健康倡导者，还是来自能从被诊断为抑郁症患者的人们身上获取经济利益的医药公司。

此外，人们使用技术的方式的变化也会对统计数据产生影响。互联网的普及使得人们更容易搜索和获取有关抑郁症的信息，并且有证据表明，人们越多地搜索、寻求有关抑郁症的信

药物处方

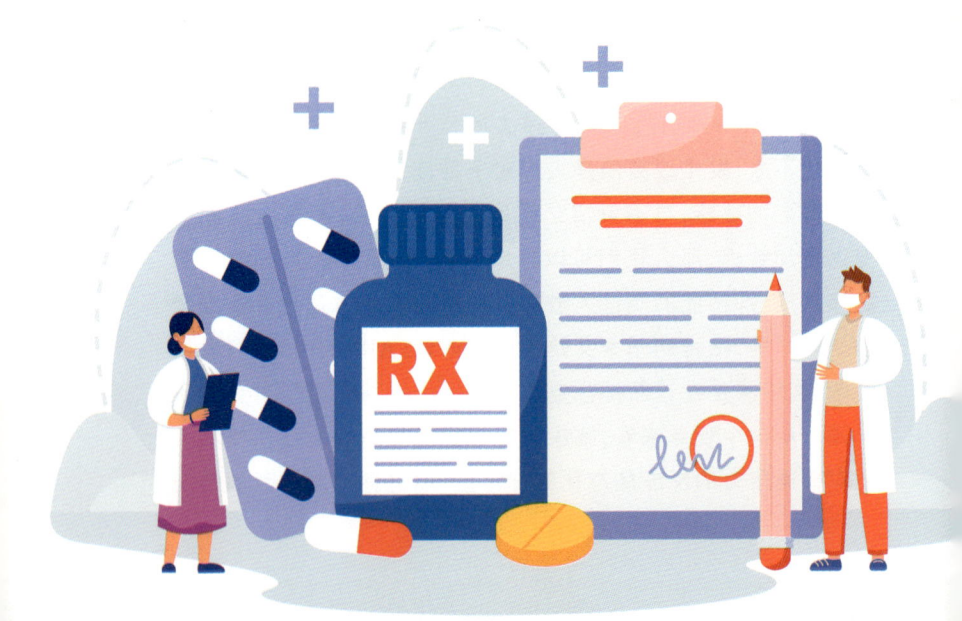

息,就越倾向于自我诊断。

怀疑论者的观点是难以证实的。我们已经收集到了一些关于抑郁症正在流行的令人信服的证据。然而,并非所有的数据都指向抑郁症的患病率随着时间的推移而增加。事实上,几项十分细致的纵向研究的结果存在冲突。一些研究确实发现抑郁症的患病率有所增加,但另一些使用标准化诊断标准并进行多轮评估的研究发现,在包括加拿大和美国在内的一些国家中,抑郁症的患病率没有变化。总之,尽管有大量的证据表明抑郁症正在流行,但严谨的科学要求我们保持开放的心态,直到问题的答案变得明朗。

抑郁症正在流行? 看看证据怎么说

我们如何调和关于抑郁症流行的不同观点之间的冲突呢?一种回应是,这些观点可能并不像它们最初看起来那样相互冲突。抑郁症的患病率可能确实在增加;这种增加反映在残疾申请和保险索赔的真实统计数据中,也反映在不堪重负的心理咨询中心和令人惋惜的自杀统计数据中。同时,对抑郁症正在流行持怀疑态度的人也可能是正确的,抑郁症患病率的增加可能部分是因为人们对抑郁症的态度发生了变化。与过去几十年相比,现在人们在寻求帮助时可能没有那么犹豫,也不再抗拒将生活中的问题判定为抑郁症(特别是年轻人)。因此,支持抑郁症正在流行的观点可能是正确的,也可能因受文化趋势的影响而夸大了现实,如人们对抑郁症关注程度或讨论方式的变化都有可能造成不同的影响。在接下来的章节中,我们将探讨这种已经很普遍的疾病的患病率可能正在增加的一些原因。

5　抑郁症的后果

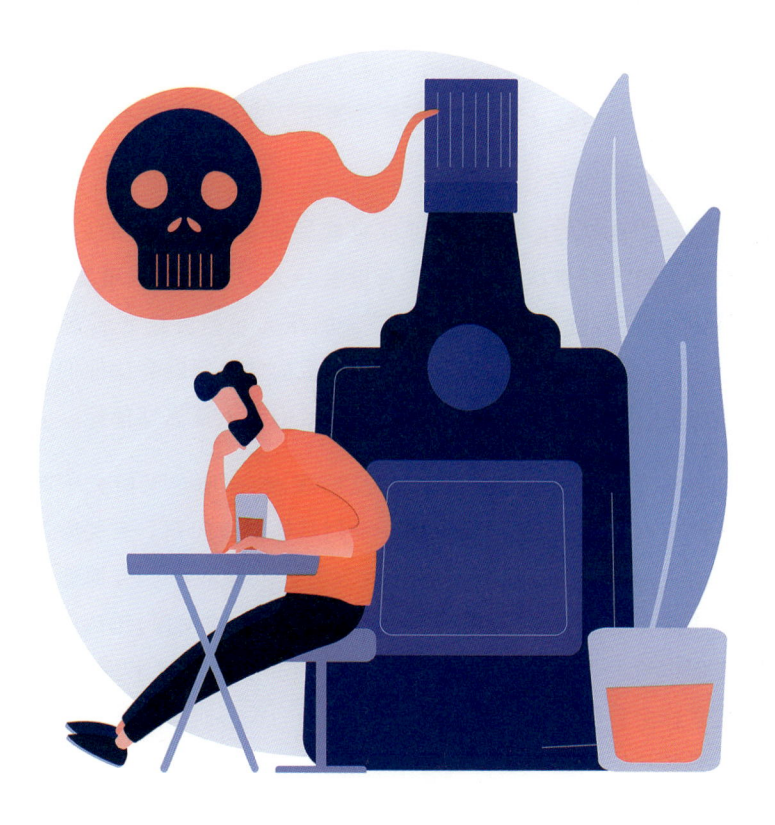

抑郁症如何影响身心健康、人际关系和职业生涯？

抑郁症显然会令人不安且非常痛苦，仅出于这些原因，我们就希望减少它所带来的影响。但是，还有许多与抑郁症有关的其他严重危害，也非常值得我们关注。

抑郁症与一系列身体健康问题有关，这再次证明了心理和身体之间的紧密联系。在流行病学研究中，抑郁症一直与心脏问题、关节炎、哮喘、癌症、糖尿病和慢性疼痛有关联。抑郁症不仅与失眠有关，而且与其他睡眠障碍有关，比如阻塞性睡眠呼吸暂停（obstructive sleep apnea）。抑郁症与健康状况不佳之间存在关联的证据，自然而然地催生了旨在探究这些联系背后原因的研究。

一个直观的假设是，抑郁症可能是健康状况不佳的后果。简单地说，"健康状况不佳"本身就会令人心烦意乱。事实上，有证据表明，经历疾病及其所带来的压力可能会助长抑郁情绪。对一些人来说，得知自己患有严重的健康问题会让他们不堪重负，由此所产生的压力也足以导致部分人罹患抑郁症。

与此同时，也有证据支持相反的观点：抑郁症可能先于其他健康问题出现，甚至会引发一系列其他健康问题。有关心血管疾病的研究给出了一些极具说服力的支撑数据。有抑郁症发作经历的人更有可能经历冠状动脉疾病首次发作，包括心脏病和中风发作。研究表明，对已确诊的心脏病患者来说，抑郁症发作会使他们的病情恶化，包括增加后续心脏病发作和过早死亡的风险。这些发现反过来又引发了更深入的问题：为什么抑郁症会对心脏等内部器官产生有害影响？如何解释这种有害影响呢？

一些研究揭露了抑郁症可能伤害人体的一些方式。例如，抑郁状态可能会增加人体内循环的应激激素的含量，进而可能降低人体免疫功能并使人体更容易受到感染。另一些研究将抑郁症的危害与人体炎症反应的增加联系起来。我们尚不完全清楚伴随着抑郁症的炎症反应的原理是什么。重要的是，参与炎症反应的化学物质含量的缓慢增加与一些疾病（如糖尿病、关节炎和心脏病）有关。

抑郁症也可能以一种更简单的方式损害健康：抑郁症会使人们的行为方式变得不健康。例如，抑郁症患者可能会吃不好、睡不好，也更有可能会酗酒和滥用其他物质，并且不太可能听从医生的建议，包括不按医嘱服药。

关于抑郁症和健康状况不佳之间的联系的研究正在热火朝天地进行，但这并不仅仅是一个学术问题，抑郁症对健康造成的损失是实实在在的。这种损失反映在一个最令人警醒的事实中：抑郁症预示着死亡（不包括自杀死亡）风险的增加。

抑郁症除了对身体造成伤害外，还会使人际关系变得紧张，有时甚至会使关系到达破裂的边缘。抑郁症患者往往很难与人交往：在人际交往中，抑郁症可能会让患者变得孤僻、易怒、迫切需要关注。这些人际关系模式会破坏亲情、友情和爱情关系。抑郁症患者认为他们缺乏有效的社会支持网络，而且他们的人际关系质量较低。例如，对婚姻的研究发现，伴侣中的一方出现的抑郁症症状越多，这段关系中存在的分歧和不满就越多。

抑郁症患者的人际关系模式会造成恶性循环:糟糕的人际关系会使患者变得更加抑郁,随着时间的推移,加重的抑郁情绪又会使他们的人际关系变得更加糟糕。在婚姻关系中,婚前抑郁症发作会增加日后离婚的可能性,即使抑郁症患者得以康复,仍然会呈现较高的离婚率。有趣的是,有证据表明,抑郁症给婚姻带来的一些伤害是可以消除的。例如,夫妻双方接受婚姻疗法治疗,不仅可以提高双方关系的质量,还可以减轻患者的抑郁症症状。

不幸的是,抑郁症会从多个方面对家庭产生不利影响。例如,当父母患有抑郁症时,他们在养育子女时会遇到更多困难,

抑郁症会破坏家庭关系

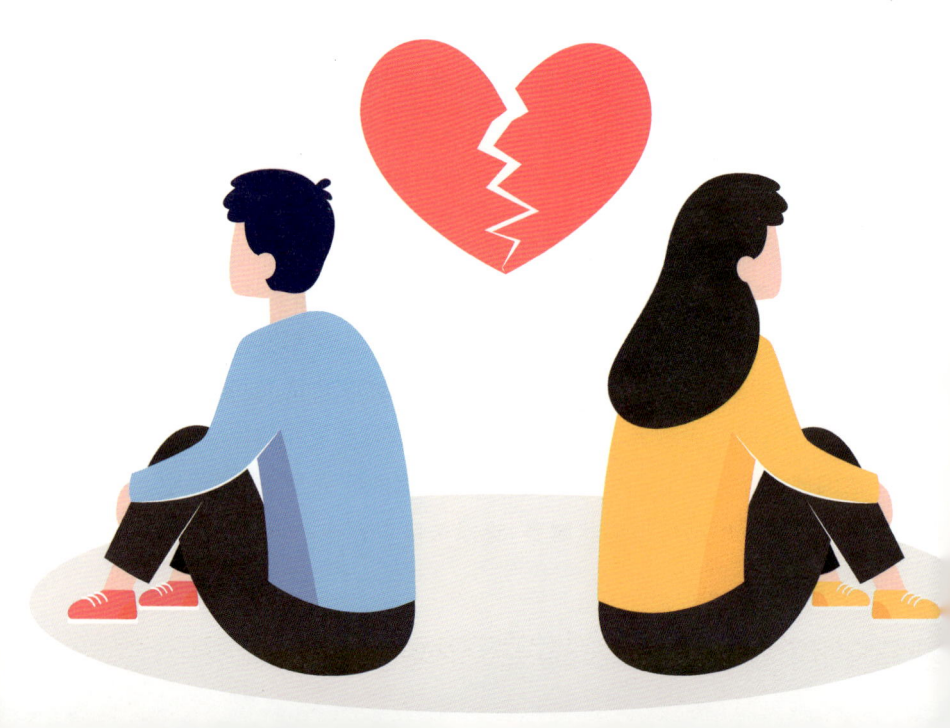

5 抑郁症的后果

更有可能激发严重的家庭冲突,比如亲子冲突。抑郁症对家庭的一些影响甚至是跨代际的。反过来,父母罹患抑郁症也预示着孩子会出现更多的行为问题,而这些行为问题在父母的抑郁症症状消退之后都不一定会消除。甚至有文献表明,父母,特别是母亲患有抑郁症,会增加孩子罹患抑郁症的概率。尽管后代罹患抑郁症风险增加的部分原因来自遗传,但遗传并不是抑郁症的唯一诱因,研究人员认为,有问题的人际交往过程也是罪魁祸首之一。

抑郁症还会对人们的受教育程度和职业发展产生不利影响。抑郁症与教育的中断有关,例如高中或大学辍学。对于那些继续留在学校学习的学生来说,成绩和其他衡量学习效果的指标可能会受到负面影响,因为抑郁症会破坏注意力和积极性。在工作中,与抑郁症做斗争的人往往效率较低,表现不佳,并且更有可能缺勤。经济学家试图统计抑郁症造成的总体经济损失,但考虑到抑郁症的高患病率和广泛影响,包括对工作绩效的影响,这种统计将是一个巨大且复杂的挑战。一个可信的估计是,抑郁症每年给美国造成 2100 亿美元的经济损失。这些损失不仅是集体意义上的,更是个人意义上的:抑郁症患者更有可能失去工作,从而失去收入来源。

大多数关于抑郁症后果的研究评估是短期内可能发生的情况,只有少数研究记录了抑郁症的长期不利影响。例如,患抑郁症的儿童在成年后更有可能出现抑郁症和其他心理健康问题。默纳·韦斯曼(Myrna Weissman)及其同事开展的一项具有里程碑意义的追踪研究发现,当一组患有抑郁症的青少年在 10~15 年后进入成年期时,他们出现精神障碍和住院接受治疗的概率更高,而且相对于同龄人来说,他们的工作、社交和日常生活能力受损情况也较严重。

回顾抑郁症相关的广泛后果有助于我们理解为什么抑郁症会造成如此多的功能损伤。抑郁症普遍存在,且常常是反复发作的。抑郁症患者不仅要经常与抑郁症症状做斗争,还要承受抑郁症症状带给他们的多种角色功能上的损害。事实上,在24个不同的国家中将抑郁症与其他几乎所有的健康问题(身体和心理健康问题)进行比较时,抑郁症都被发现与更严重的角色功能损害相关联,这是因为抑郁症往往会引发一种连锁反应。我们不妨回想下朗尼的例子(在第2章介绍过),她在陷入抑郁情绪时无法集中精力,然后因为无法完成写作任务而面临财务问题,这使得她的应激激素飙升,从而降低了她的免疫功能,导致她患上了严重的流感,并进而使她的情绪恶化,而这又使得她的工作效率进一步下降,如此反反复复,形成了恶性循环。

哪些心理健康问题常与抑郁症同时出现?

也许最能说明抑郁症与其他问题相关联的证据来自心理健康领域,在这一领域,抑郁症往往与其他心理健康问题同时出现,这种现象被称为共病(comorbidity)。对社区样本(和临床样本)的诊断模式的研究发现,抑郁症与其他心理健康问题之间的共病与其说是例外,不如说是常态。

最广泛的共病研究之一来自美国国家共病复测调查。这项调查和其他类似的调查强化了这样一个观点:抑郁症并不是孤立存在的,而是会与其他心理健康问题一起出现。近四分之三的抑郁症患者在其一生中会经历另一种心理健康问题。通常情况下,其他心理健康问题会与抑郁症同时出现,使治疗和应对过程更加复杂。以下是最常与抑郁症同时出现的心理健康问题。

焦虑障碍:一半以上的抑郁症患者会出现终身焦虑障碍,如恐怖症、社交焦虑障碍、惊恐障碍等。相对于其他心理健康问题,焦虑障碍似乎与抑郁症的联系最紧密。有趣的是,纵向研究经常发现,焦虑障碍会先于抑郁症出现。

创伤和应激相关障碍:抑郁症通常出现在遭受过重大创伤的人群中。抑郁症在创伤后应激障碍患者人群中也极为常见。

物质使用障碍:大约有四分之一的抑郁症患者会出现物质

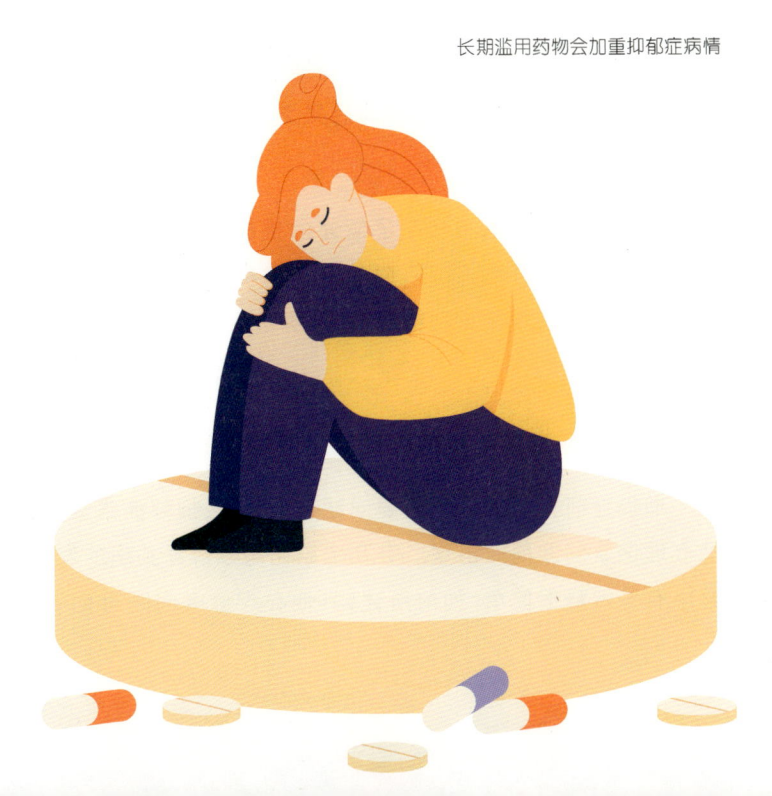

长期滥用药物会加重抑郁症病情

使用障碍。如你所料,这两种问题往往是相互促进的。许多人通过滥用药物来应对抑郁症:这有时被称为自我治疗假说。反过来,长期滥用药物会诱发抑郁症或加重抑郁症病情,部分原因是滥用药物会干扰大脑功能。

精神病性障碍:抑郁症常见于精神分裂症患者。此外,抑郁症会表现为情绪问题与精神障碍的典型症状(如幻觉、妄想)相混合的多种形式。其中一种形式被称为分裂情感障碍。

进食障碍:进食障碍,如神经性厌食,是以进食态度及进食行为异常为表现的一种心理生理障碍。进食障碍在抑郁症患者中也很常见。进食障碍和抑郁症会同时出现,部分原因是这两种疾病在青春期人群中会变得更加普遍,特别是在女性中。同样,有证据表明,进食障碍和抑郁症之间存在着相互促进的关系。例如,一个青春期的女孩可能会因为长期的抑郁情绪,尤其是自我形象不佳导致的抑郁情绪而罹患进食障碍。反过来,抑郁症也可能是进食障碍的后果之一,包括由自我饥饿引起的生理变化。

共病给抑郁症患者带来了额外的挑战。与只患有抑郁症的人相比,随着时间的推移,同时存在多种心理和身体健康问题的人通常会表现得更加糟糕,并且更难治疗。

为什么抑郁症常常与其他心理健康问题同时出现?

抑郁症研究中的一个主要问题是,为什么抑郁症常常与其他心理健康问题同时出现。有几个原因可以解释共病的发生,其中有些解释很简单:如前所述,其他心理健康问题可能会引发抑郁症,同时抑郁症也可能会引发其他心理健康问题。

但对共病的其他解释则较为微妙。例如,抑郁症与其他心理健康问题可能因受共同的环境因素影响而同时出现。失业、离婚或出现严重的健康问题等事件很可能同时引发焦虑情绪和抑郁情绪。同样,性虐待或躯体虐待等创伤事件可能是创伤后应激障碍和抑郁症的常见根源。

有时,抑郁症与其他心理健康问题会因为有共同或重叠的风险因素而同时出现。例如,一些遗传特征在增加物质使用障碍患病风险的同时也会增加抑郁症患病风险。同样,一些人格倾向,包括一种被称为神经质的特质(一种体验负面情绪的倾向,特别在压力较大的情况下),与抑郁症和伴随抑郁症出现的

抑郁症常常与其他心理健康问题同时出现

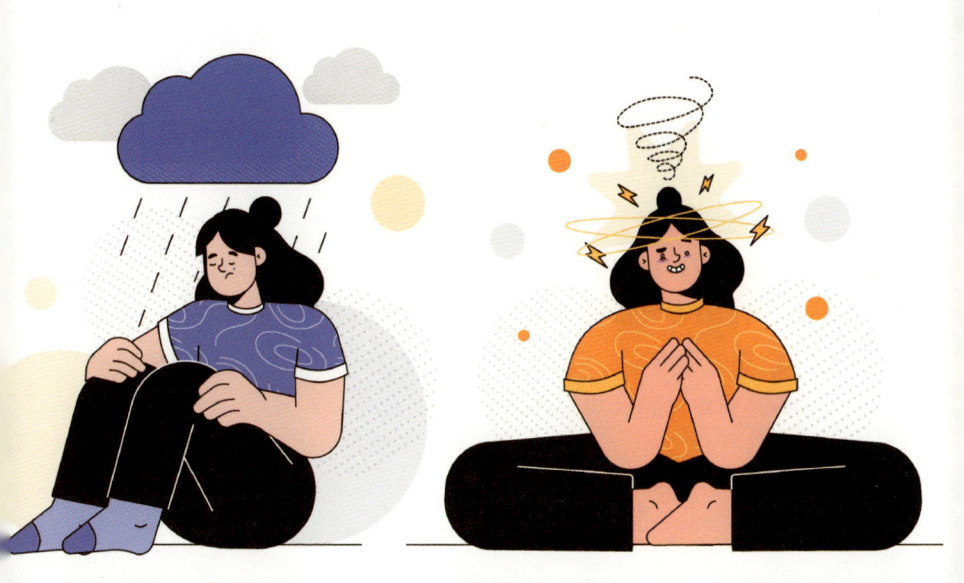

许多心理健康问题有关。

附带提一下,有一批科学家,如托马斯·因泽尔(Thomas Insel)等认为,疾病之间风险因素的高度重叠及其高度共病关系表明,整个DSM诊断系统存在着严重的问题。根据这些科学家的观察,人们通常会发现自己的症状符合DSM中的3～5种精神障碍的诊断标准,这告诉我们DSM中列出的精神障碍类型比实际存在的精神障碍类型要多。根据这些科学家的观点,基于表面症状诊断出的不同疾病,如抑郁症和广泛性焦虑症,由于具有高度重叠的风险因素,本质上可能是相同疾病的不同形式。他们认为,共病的存在提醒我们,DSM诊断系统的内容需要彻底修改。后续的研究是否会导致未来对DSM进行修订,包括对抑郁症诊断方式的修订,或者采用一种完全不同的诊断系统,这些问题还有待确定。

尽管回顾与抑郁症相关的广泛危害令人警醒,但也有一些充满希望的进展值得我们思考。关于不同心理健康问题存在共同风险因素的一个令人兴奋的想法是,同时解决几种心理健康问题是有可能的,这一可能性已经在一些抑郁症治疗中被观察到。例如,某些抗抑郁药物不仅有助于减轻抑郁症症状,还可用于治疗几种焦虑障碍以及一些进食障碍。人们在心理治疗中也观察到了这一可能性:戴维·巴洛(David Barlow)等科学家一直在试图开发一种"统一方案",即用一种心理治疗方法同时治疗多种情绪障碍。这些研究提供了一个令人兴奋的前景:药物治疗或心理治疗方法可以进一步优化,以更好地解决心理健康问题共病难题。

抑郁症是否能带来任何积极的影响呢?

传统观点认为,抑郁症总是对人们产生破坏性和累积性的影响,这些影响会随着时间的推移而加重。显然,大多数已证实的抑郁症的影响都是负面的,包括过早死亡等严重影响。鉴于其中一些影响的可怕性,将研究重点放在抑郁症的负面影响上是合理的。尽管如此,人们还是会问,抑郁症是否可能带来一丝积极的影响呢?

心理学领域的其他研究支持这一观点,即抑郁症对某些人可能是有益的。例如,对创伤的研究表明,有些人可以从经历消极事件的过程中获得积极的体验,从逆境中获益可以成为一种持续的力量来源。类似地,进化论观点的支持者,如保罗·安德鲁斯(Paul Andrews)明确地指出,抑郁症在某些情况下可以激发患者成功适应环境的能力。一个关键的观点是,抑郁症可能是一种迫使人们将注意力集中在一个复杂的生活问题上的机制;这种对负面问题的强迫性加工虽然让人们感到十分痛苦,但最终可能会帮助人们解决生活问题。正如伦道夫·内瑟(Randolph Nesse)指出的那样,抑郁症症状"可以防止灾难,尽管它们会延续痛苦"[1]。

抑郁症可能有益的观点不仅仅是一种理论。一些实验数据表明,情绪低落可能会给思维和决策带来好处。例如,有线索表明,抑郁症患者比非抑郁症患者更善于察觉他人的欺骗行

---

[1] Nesse, R. M. (2000). Is depression an adaptation? *Archives of general psychiatry*, 57(1), 14-20.

为，有时他们的想法比非抑郁症患者更现实。关于抑郁症可能带来好处的研究仍处于起步阶段，这一假设也需要更多的实验验证。

有趣的是，一些抑郁症康复患者也表示，抑郁症患病经历帮助他们变得更加坚韧。事实上，包括像道恩·强森(Dwayne Johnson)这样的名人在内的抑郁症康复患者，其生命叙事中的一个主题就是，抑郁症发作会将人拉入一个真正的人生谷底，但具有讽刺意味的是，一个人最糟糕的经历可以为其随后在生活中做出积极的改变提供基础或支持。在本书的后面，我探讨了这样一种观点，即对于一些人来说，抑郁症可能代表一个转折点——人们通过重新确定生活目标、培养新的优势、开创新的事业或摆脱一段有害关系，成功走向更幸福的生活。

第二部分

抑郁症的起因与流行

6 抑郁症背后的生物学因素

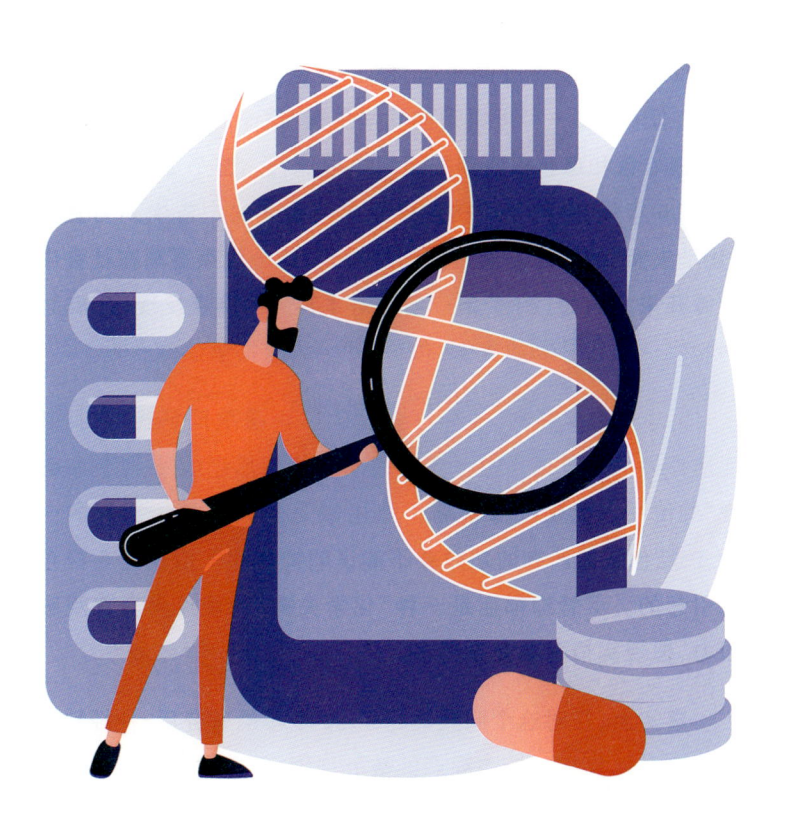

抑郁症是一种"化学失衡"吗?

你可能听过这样的类比：抑郁症就像糖尿病，是一种"化学失衡"。在抑郁症相关研究中，最常被提及的失衡的化学物质是一种叫作 5-羟色胺（又名血清素）的神经递质，它是大脑中的一种化学信使，被认为在抑郁症患者中含量较低。除 5-羟色胺外，多巴胺和去甲肾上腺素也是常被提及的神经递质。

如果我们沿着上述类比的思路进行推理，那么就像糖尿病患者需要胰岛素一样，抑郁症患者也需要像氟西汀这样的药物来纠正体内化学物质的失衡，使 5-羟色胺含量恢复到正常水平。"抑郁症是一种可纠正的化学失衡"这一观点在媒体界、心理健康专家和患者权益保护组织中很流行。整个 20 世纪 80 年代和 90 年代，制药公司在直接面向消费者的广告中大力宣传"化学失衡"的概念。通过不断地重复，这一观点逐渐在社会中流传开来。例如，2007 年一项针对本科生的调查发现，近 85% 的学生认为化学物质失衡"很可能"会导致抑郁症的发生。

5-羟色胺能药物（选择性 5-羟色胺再摄取抑制药）在抑郁症治疗中的广泛使用进一步促进了围绕抑郁症的"5-羟色胺假说"的传播。但是就像头痛不是由缺乏阿司匹林所引起的一样，5-羟色胺能药物的功效并不能证明抑郁症是由缺乏 5-羟色胺引起的。尽管抑郁症是一种"化学失衡"的观点具有直观吸引力，但现实情况要复杂得多。

事实上，在对这个问题进行了 50 多年的研究后，神经科学家依旧难以找到支持该观点的核心证据，并证明抑郁症患者的

5-羟色胺水平较低。部分问题在于,人们很难估计活体人脑中的5-羟色胺或其他任何神经递质的水平。研究人员已经使用了多种不同的测量方法对此进行估计,但尚没有得到清晰、可复制的结果。目前,还没有可靠的检测方法可以确定一个人的大脑中是否存在化学失衡;化学失衡并不用于抑郁症的诊断,而在抑郁症治疗期间,这种所谓的失衡状态也不会得到监测。与胰岛素在糖尿病治疗过程中可以被监测并密切追踪不同,化学失衡在抑郁症治疗中几乎没有直接的实际意义。

化学失衡假说的另一个问题是,抗抑郁药物改变神经递质水平的速度非常快,但它们的抗抑郁作用通常需要数周的时间才能见效——这种滞后性与该假说并不相符。此外,还有一个显而易见的事实:抗抑郁药物的实际功效并不尽如人意,它们对大约三分之一的患者根本不起作用。上述问题至少可以表明,简单地用化学失衡来解释抑郁症的发病原因是十分片面的。

随着时间的推移,越来越多的数据表明,抑郁症的"5-羟色胺假说"存在其他严重的问题。其中包括发表在旗舰期刊《普通精神病学档案》(Archives of General Psychiatry[1])上的部分研究,这些研究发现抑郁症患者的5-羟色胺活性会增高。此外,一种新型抗抑郁药物(噻奈普汀)被认为可以降低突触中的5-羟色胺水平。越来越多的证据表明,大脑具有单一的5-羟色胺水平这一观点可能是错误的。基于对大鼠和小鼠的研究,神经科学家越来越倾向于这样一种观点:5-羟色胺神经元有不同的群体,每个群体都进行独立的自我调节。

总而言之,尽管神经递质无疑在大脑通信系统中扮演着重

---

[1] 该期刊已于2013年正式更名为 JAMA Psychiatry。——译者注

要角色,并可能在情绪调节中发挥一定作用,尽管有理由认为 5-羟色胺、多巴胺和去甲肾上腺素的改变与抑郁症有关,但关于这些化学物质具体是如何改变的,科学研究尚未找到明确的答案。虽然抗抑郁药物一直在临床治疗中使用,但没有一个完整的理论能够解释它们为什么能够起作用。随着化学失衡假说逐渐衰落,神经科学家进而转向验证更加复杂的假说,例如抑郁症与更广泛的大脑环路或通路的功能障碍相关。

如果有人问你:"抑郁症不是'化学失衡'的结果吗?"你可以说:"没那么简单。尽管你可能对此有所耳闻,但目前没有证据表明抑郁症患者存在某种化学失衡。"努力澄清事实是很重要的。尽管没有足够的科学证据支撑,但将抑郁症类比为糖尿病,将氟西汀和其他选择性 5-羟色胺再摄取抑制药类比为胰岛素的公众宣传材料依旧有增无减。抑郁症的化学失衡假说是科学知识与公众话语之间不同步的一项重要证据。

抑郁症是由不良基因引起的吗?

众所周知,抑郁症具有家族遗传倾向。例如,若父母(一方)患有抑郁症,其子女罹患抑郁症(和其他心理健康问题)的可能性是常人的 2~3 倍。家庭环境的差异可能是造成这种情况的部分原因。例如,患有抑郁症的父母会破坏家庭关系。抑郁症患者的育儿方式往往更为严厉,也更可能引发亲子冲突。但抑郁症有遗传倾向的另一个原因可能是亲属之间共享遗传禀赋——一个被称为遗传力(heritability)的概念。

研究表明,基因在一定程度上可以解释抑郁症的家族遗传风险。双生子研究对遗传相似性能够在多大程度上预测抑郁症患病风险进行了探索。其中，同卵双胞胎(遗传相似性为100％)和异卵双胞胎(遗传相似性为50％)之间的比较研究非常关键。如果说基因可以解释抑郁症的患病原因，那么与异卵双胞胎相比，同卵双胞胎间的抑郁水平应该更为相近。双生子研究证实了这一假说，并且让我们可以用数据来回答抑郁症的遗传力问题——30％～40％的抑郁症患病风险来自遗传变异。

寄养子研究可能可以为抑郁症的遗传力提供较为有力的证据，因为它是一种能够排除父母患有抑郁症这一基因因素的影响，而对环境因素的作用进行研究的方法。针对寄养子的研究设计，通常会对孩子的亲生父母所带来的遗传风险和养父母在抚养过程中所带来的环境风险进行比较。其研究结果表明基因和环境因素都很重要，两者都会对寄养子的抑郁症患病情况产生影响。

这些研究告诉了我们一个关于抑郁症的"重大事实"：遗传变异是导致抑郁症的主要因素之一。但这一方向的科学研究也遇到了极大的障碍，即目前的研究结果只能重复证明这一重大事实，而难以取得进一步的突破。是的，遗传变异可以在很大程度上解释抑郁症的患病风险，但我们既无法确定具体哪些基因与此有关，也不清楚这些基因是如何起作用的。

科学家面临的难题之一是，抑郁症是一种受多基因遗传因素影响的疾病，这意味着它受到多个基因的共同作用。在对数十万人的遗传物质进行了细致完整的研究后，科学家认为，寻找影响抑郁症的单一主效基因是不切实际的，因而抑郁症的单基因研究已宣告终止。作为一种受多基因遗传因素影响的疾病，抑郁症与大量遗传变异的共同作用有关；每一种遗传变异都只起微小作用，都不是引发抑郁症的充分或者必要因素。

抑郁症受多基因遗传因素影响的情况与单基因遗传病形成了鲜明对比，在单基因遗传病中，单个基因变异就会带来全部的患病风险。对于诸如亨廷顿病的单基因遗传病，识别不良基因及基因变异的作用要容易得多，开发针对这种存在缺陷的基因的测试，甚至是对其加以纠正也会容易得多。而对于受多基因遗传因素影响的疾病来说，一切都变得困难重重。

归根结底，上述"重大事实"难以得到实际应用。抑郁症不仅涉及许多不良遗传变异，而且这些变异会以不可预测的方式相互作用或相互结合。鉴于有大量可能的遗传风险组合，锁定它们的来源并将其分离就更具挑战性了。最后，另一个复杂的问题是，在某个特定因素将抑郁症的遗传易感性激活前，抑郁症的遗传易感性可能会一直处于休眠状态。例如，一个具有抑郁症遗传易感性的人可能直到遭遇了环境逆境才会患上抑郁症。这种"基因与环境的相互作用"所带来的复杂性，也使我们更难根据基因信息采取行动。

总之，抑郁症的遗传风险是一个"近在眼前却又遥不可及"的事实。我们一次又一次地看到，"不良基因"在一定程度上解释了抑郁症的患病风险，但在研究人员、临床医生和患者想要根据这一信息采取行动时，却一次又一次地受到阻碍。现在还没有公认的针对抑郁症的基因测试，也没有任何一种类型的基因疗法可供消费者使用。在未来，也许可以利用抑郁症患者个体的基因图谱来确定哪种药物或心理治疗方法可能对其特别有效,然而目前这种个性化的治疗方法还只是一个梦想。现有解决方案的技术含量仍有待提高:如果你的家人患有抑郁症,那么请注意,你和你的亲属患抑郁症的风险都很高,你们需要对抑郁症的预警征兆保持警惕。

关于抑郁症,大脑研究告诉了我们什么?

我们有理由认为,大脑(实际上也没有其他的替代选项)调控所有的心理功能、情绪和行为,因此假设抑郁症在一定程度上与大脑有关是合理的。但是两者有什么样的关系呢?现在,令人印象深刻的新技术使科学家能够对大脑进行非常详细的

心理治疗

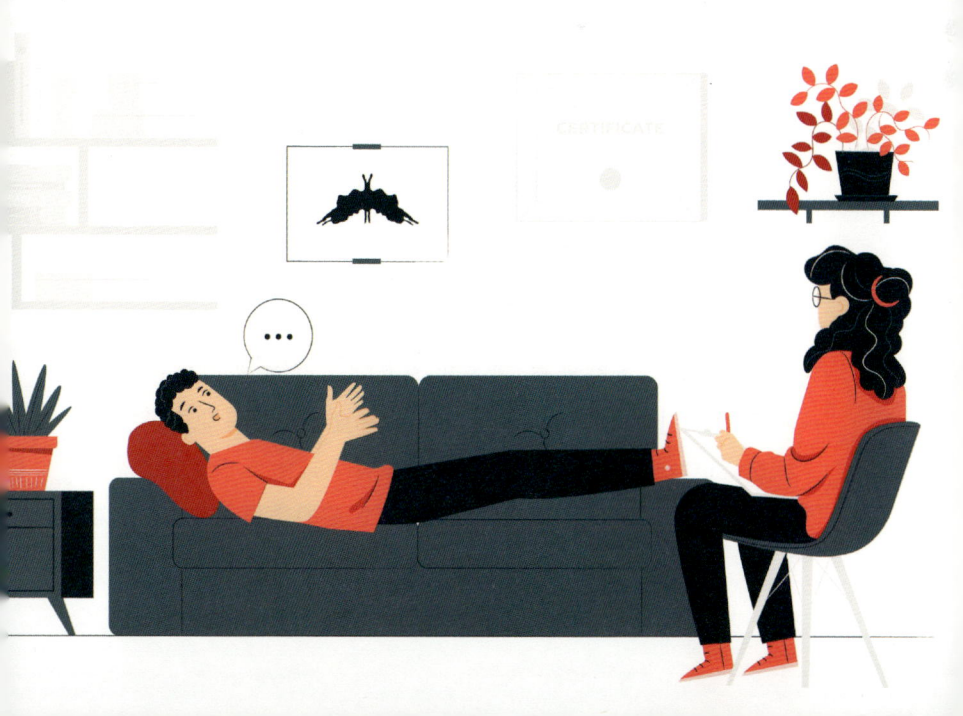

探测。这些技术包括功能性磁共振成像(fMRI)和正电子发射断层成像(PET),它们可以对大脑活动进行详细研究。在过去的 20 年里,这些技术得到了大量的投资,包括金钱、时间和专业知识等方面的投资。因此,现在有成千上万项关于大脑和抑郁症关系的研究。那么我们从中了解到了什么呢?

关于大脑和抑郁症关系的研究已经有了很多发现,但到目前为止,还没有确凿的证据,甚至可以说,根本没有证据可以说明两者的关系。

例如,脑成像研究显示,抑郁症患者和健康人群的某些脑区大小不同。关于大脑结构的研究试图比较抑郁症患者和非抑郁症患者多个脑区的大小。例如,对情感刺激做出反应的杏仁核,其体积在抑郁症患者中往往更小。在抑郁症患者中体积较小的其他脑区包括海马体(大脑内部一个与情感记忆有关的区域)、前扣带回皮质(与冲动控制和共情有关),以及前额叶皮质的某些区域(与情绪管理和调节关系密切)。

重要的是,需要注意,这些研究结果具有相关性。是的,抑郁症患者和非抑郁症患者的大脑结构存在差异,但目前还不能确定这些差异是否是引发抑郁症的一个原因。或者相反,它们会是抑郁症带来的后果吗?还是说,它们反映了其他一些因素的作用,比如药物作用?换言之,我们得到了一些关于大脑差异的初步发现,但这些差异的意义尚不明确。由于应激激素持续升高会抑制大脑发育,进而影响大脑结构,因此一种可能的解释是,其中部分结果可能反映了抑郁症患者会长期处于应激状态。(这一解释也引发了人们对于开发应激反应阻断药物,并将其作为潜在疗法的兴趣。)最后,重要的是要记住,无论这些结果多么吸引人,它们也只能告诉我们抑郁症患者大脑的一般状况。朗尼(见第一部分第 2 章)的杏仁核可能较小——但也不能保证一定如此,她的杏仁核也可能是正常大小。事实上,许多健康者的杏仁核体积也较小。这些结果不能用于诊断:只看脑部扫描结果无法确定一个人是否患有抑郁症。

另外一类研究主要关注抑郁症患者和非抑郁症患者不同脑区活动情况的差异。在基于功能性磁共振成像技术的功能神经影像研究中,研究人员常常发现抑郁症患者的前扣带回皮质活动减弱,而关于杏仁核的活动情况则未能获得一致结果。抑郁症患者的前额叶皮质的某些区域也表现出活动减弱的倾向。与脑结构研究一样,功能成像研究的结果也具有相关性,仅能代表一种一般状况。大脑活动的差异是否能够告诉我们抑郁症的起因、影响,或是说明与抑郁症相关的其他因素(如不良饮食或环境压力)的影响,这仍然是不确定的。

有关脑部扫描技术的研究成果仍在不断涌现。电视和网络上常常大张旗鼓地对关于抑郁症的脑成像研究的新发现进行报道,并配以醒目的图像,例如大脑的彩色编码图片,给人一种抑郁症的病因已经在大脑中被发现的印象,好似问题已经解决。不幸的是,新闻工作者经常会遗漏一些重要的细节;而科学家也乐于接受媒体报道,可能不会在报道中说明所有注意事项。在公众不知道限定词或细节的情况下,这类报道会给他们留下一种错误的印象,使他们认为神经科学已经揭示了抑郁症的秘密。

就像基因相关的研究一样,当简单的想法行不通时,神经科学家即转向更复杂的假说。现在,人们对个体特定脑区的结构或功能异常是抑郁症的关键病因这一观点的关注减少了。相反,人们更关注大脑不同区域之间的连接模式。例如,海伦·迈贝格(Helen Mayberg)和她的同事一直在研究一种假说,即抑郁症与前额叶皮质和大脑深处的边缘系统这些情绪中枢之间的连接模式异常有关。(这一假说的具体细节在这里并不重要,但其核心概念是,前额叶皮质和边缘系统区域的代谢活动之间存在一种负相关关系,而抑郁症扰乱了这种相关性。)这些关于大脑连通性的研究不断产生有趣的结果;但现在就对此类研究是否能够取得比以前的方法更大的收获做出评估,尚且为时过早。

因此,对于有关抑郁症的大脑研究发表或褒或贬的评价,抑或是对此感到矛盾都是有道理的。从积极的方面来看,关于

脑部扫描

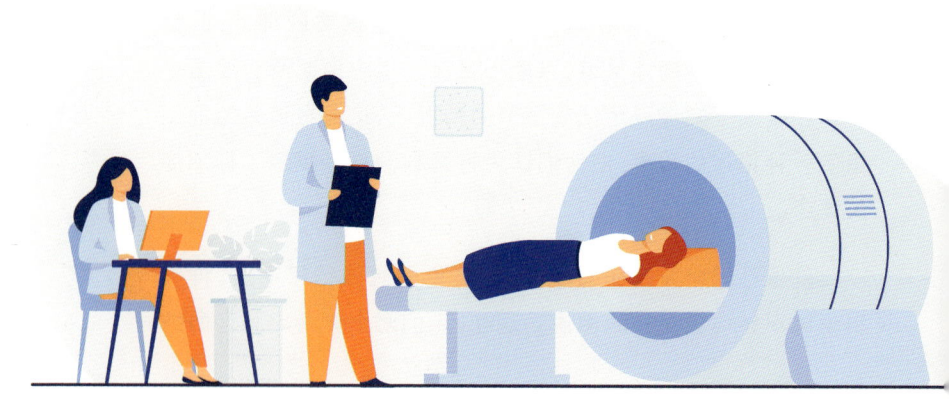

大脑和抑郁症关系的描述性发现数据库已经建立起来,而描述是深入理解的第一步。尽管现在这些发现对心理健康专家或患者没有太大用处,但在未来,这些知识会成为实现突破的基石。直接来自大脑研究的增效疗法也有持续的潜力。经颅磁刺激就是一个很好的例子,这是一种非侵入性技术,可以利用在脑外头皮附近施加脉冲磁场诱导大脑内产生感应电流。这项技术在美国被批准用于治疗难治性抑郁症,目前已经显示出一些初步的效果,并可能随着时间的推移而得到改进。

从消极的方面来看,过去 20 年在神经科学研究上的大量投入是否取得了回报是值得怀疑的。到目前为止,我们甚至没有一个发现可以被认为改变了人们对抑郁症的认识或对抑郁症治疗具有重大影响。有趣的是,在美国和欧洲的公共卫生当局将大脑研究列为资助重点的同时,制药公司却削减了高达 70% 的药物开发研究项目,这表明该领域正进入死胡同。从这个角度来看,我们有理由提出这样一个问题:我们是否应该继续将大量公共资金用于基于大脑的抑郁症研究,尤其是在资源有限的情况下?

7 抑郁症的环境和心理因素

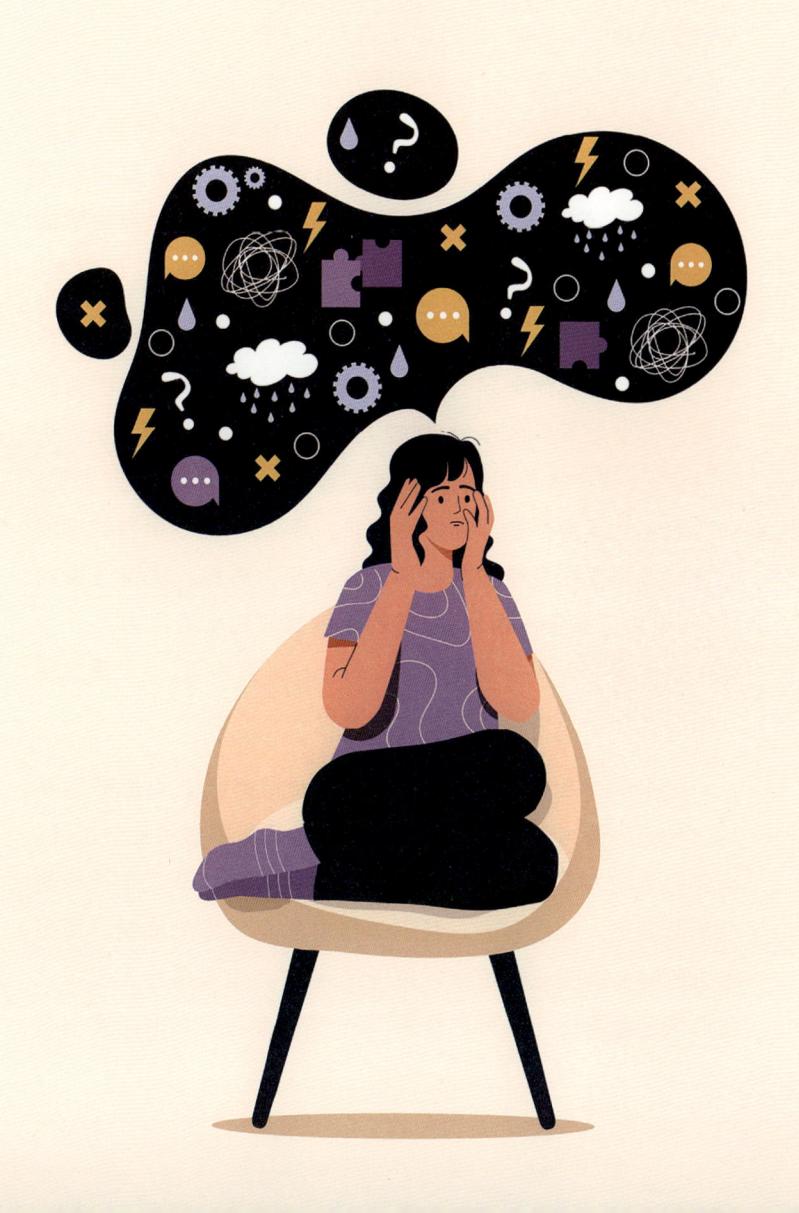

抑郁症是压力导致的吗？

在这个充斥着截止日期、冲突争端和各种噪声的世界，有无数令人分心的因素，压力似乎也无处不在。五分之四的美国人会在一天中的某个时刻受到压力的折磨。在全球范围内，传染病大流行使人们对压力的感知更加敏锐，导致了健康、经济和家庭方面的担忧。压力是人们在日常生活中经常使用的词语。事实上，就像抑郁症一样，由于不断被人们重复，压力的概念已经失去了其原有的特定含义。实际上，很多人把"压力大"和"抑郁症"看作同样的概念。

压力和抑郁症之间有什么关系？为了更好地理解压力在抑郁症发生发展中的作用，研究人员将注意力集中在了重大生活事件上，例如罹患重病、婚姻破裂或失业等。已有研究发现，这些重大生活事件是抑郁症的先兆。事实上，超过半数的抑郁症患者在抑郁症发作前都经历了重大压力事件。值得注意的是，与重大压力事件相比，日常的小困扰或较小的压力事件与抑郁症发作的关系并不算密切。对于抑郁症来说，一个重大压力事件比许多个小压力事件的危害更大。

根据情绪系统理论的观点，压力和抑郁症之间是有联系的。我们的情绪系统的任务是持续追踪环境中的机会与威胁。当我们感到力不从心时——当我们在缺乏足够资源支持的情况下面临重大挑战时——我们的压力知觉会倍加敏锐。那么压力何时会演变成抑郁症？关于这点，并没有硬性标准可以让我们快速地画出一条分界线来，但一些特定类型的威胁更有可

7 抑郁症的环境和心理因素

能把人推过二者之间的分界线,例如极端的、会对人造成长期影响的压力事件,尤其是那些会让人感到被困住或受到羞辱的事件。

伊马尼(Imani)就被推过了这条分界线。近年来,她的婚姻出现了问题,她一直在考虑离婚。在一次短暂的不忠行为发生两周后,她得知丈夫罹患了癌症,生命垂危。她为自己的出轨行为感到内疚,并且她甚至没来由地为丈夫罹患癌症感到内疚。即使伊马尼仍然认为她的婚姻不值得挽救,她也无法就此离开重病的丈夫。随着伊马尼的抑郁症症状加剧,她陷入了进退两难的境地,无论是离开丈夫,还是在丈夫去世前一直留在他身边,似乎都不是合适的选择。

婚姻破裂等重大生活事件可能会引发抑郁症

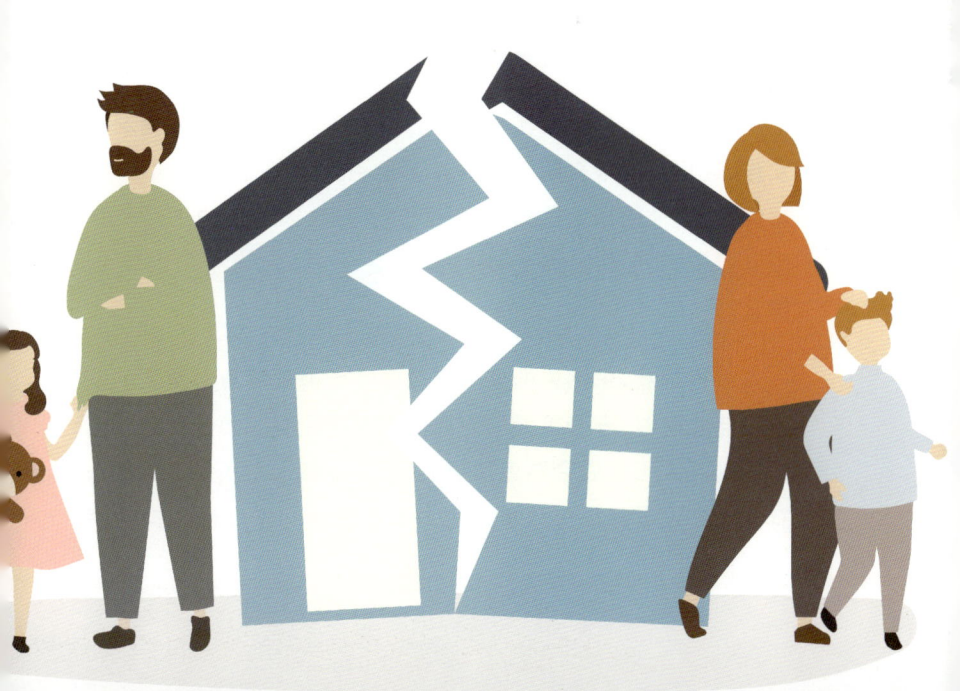

不过,要知道并不是每个人在面对重大压力事件——即使是最极端的压力事件时都会陷入抑郁情绪。事实上,只有大约四分之一的人在面对重大压力事件时会患上抑郁症。面对同样的普通压力事件时,人们会有不同的情绪反应。例如,当航班取消时,一些旅客心情平静,一些会大发雷霆,还有一些则会感到焦虑。而面对同样的重大压力事件时,人们的表现也各不相同。对伊马尼来说,巨大的压力导致她罹患抑郁症;对另一些人来说,压力会引发物质使用障碍;此外,压力还可能导致精神分裂症或焦虑障碍。而还有一群人,他们拥有令人羡慕的心态,即使面对最艰难的境况,他们也能保持良好的心理健康状态。

只有在某些情况下,压力才会导致抑郁症,这再次说明了抑郁症的成因并非唯一。有关压力的研究还表明,抑郁症的成因复杂,通常涉及多种因素,就像一锅炖菜。例如,当一个人缺乏社会支持、陷入消极思维,或有生物学上的抑郁症易感因素(如易感基因)时,压力更有可能导致抑郁症。

另外,抑郁症也常在没有经历任何明显压力事件的情况下发作,这也有力地表明了压力并不是引发抑郁症的唯一因素。想想乔斯,他错误地认为自己不可能抑郁,因为他的生活一切顺利。压力是引发抑郁症的因素之一,但它绝不是必要的因素。

归根结底,生活中的重大压力事件与抑郁症有着重要的联系。与此同时,一些重要的问题仍然有待回答。为什么有些人在承受巨大压力后会罹患抑郁症,而另一些人则不会?为什么有些人在没有经历任何重大压力事件的情况下会出现抑郁症反复发作？心理健康专家在治疗抑郁症时，是否应该对与压力相关的抑郁症和与压力无关的抑郁症加以区分？

抑郁症是否源于消极思维？

几个世纪以来，哲学家一直在争论客观实在是否存在这一可能无法得到最终答案的问题。与此同时，心理学家已经证明，我们对客观实在的主观看法是由我们的思维方式塑造的。这就是认知的过程，包括我们注意到了什么、我们如何得出结论、我们记住了什么等。毫无疑问，思维方式会影响人们的感受和人们对于重要事物的认知。

在被问及自己的生活状况时，希拉(Shelia)提到了交通很糟糕，工作很无聊，而没有提到人们对于她新衣服的任何赞美，或是她毫无异常的体检报告。临床医生和研究人员早就注意到，许多抑郁症患者像希拉一样，对于几乎任何话题，都会给出消极的回答。就好像抑郁症患者看世界时戴着黑色的眼镜一样。

几十年来，精神病学家阿伦·贝克(Aaron Beck)一直是洞察抑郁症患者思维模式的最敏锐观察者之一。他提出了抑郁症患者常见的思维模式，并称之为"认知三联征"。它涵盖了消极思维的三个方面：

(1) 对自我的消极想法。希拉说："我很笨。我没有吸引力。"

(2) 对当下的消极想法。希拉说："我没有真正的朋友，"以及"我讨厌我的上司。"

(3)对未来的消极想法。希拉想:"我为什么这么讨厌?我将孤独终老。"

希拉的消极想法本身会导致她罹患抑郁症吗?不一定。尽管一些抱有消极想法的人确实会罹患抑郁症,但很多有类似想法的人并不会。在另外一些情况下,消极的想法可能是抑郁症的结果,而非原因。那么消极思维在抑郁症发生发展中是如何起作用的呢?

与压力一样,消极思维与其他因素结合在一起,增加了抑郁症患病风险。事实上,消极思维可能是促使生活压力转变为抑郁症的原因。在解释为什么一些抑郁症症状可能会加重并引发重性抑郁发作方面,消极思维也是一个重要因素。有一种备受关注的消极思维模式被称为反刍思维,指的是人们对于自身经历的悲伤事件进行过度思考,比如思考引发悲伤事件的原因是什么,或者为什么他们无法阻止这一事件的发生。研究发现,与那些将注意力从悲伤情绪中转移的人相比,那些对于悲伤事件难以释怀、不断反刍的人更有可能不得不与抑郁症进行更为持久的搏斗。

当消极思维被抑制时,人们会发生什么变化?这个问题提示了消极思维可能会导致抑郁症症状持续存在。认知行为疗法(cognitive behavioral therapy,CBT)是一种重要的心理治疗方法,它具有明确的设计目的,即打断消极思维。认知行为疗法是治疗抑郁症的主要方法之一。对许多抑郁症患者来说,它有助于缩短抑郁症的发作时间;从长期来看,它可以帮助人们预防抑郁症复发。尽管认知行为疗法起效的原因可能有很多,但它的功效表明,培养控制消极思维的技能在对抗抑郁症

7 抑郁症的环境和心理因素

方面具有相当大的价值。

那么,既然消极思维会导致痛苦和抑郁症发作,为什么人们还要继续这样的思维模式呢?这可能有以下几个原因。首先,人们并不是总能意识到自己正在进行消极的思考。例如,希拉确信她对世界的看法是切合实际的。当她说所有的同事都会针对她时,她似乎没有意识到她夸大了同事的冷落和批评,也没有注意到老板的支持性言论。要意识到我们的思维过程是很困难的,因为我们的思维过程通常是在"后台"自动运行的。当人们情绪低落时,消极思维就会自然而然地产生(就像在葬礼上,悲伤回忆总是会轻易浮现);对抑郁症患者来说,情况更是如此。所以当他们陷入消极思维时,朋友和家人应该尽量保持耐心,避免指责。

其次,患者往往没有意识到自己的消极思维与抑郁症之间的联系。例如,朗尼沉湎于强迫性的反刍思维中,不断思考自己感到悲伤的原因,因为她相信这有助于洞察自己的问题,即使这种固着于自身情绪的思维习惯会让她感觉更糟。最后,消极思维也可能部分源于人类更倾向于做出自我挫败行为——破坏日常饮食平衡的暴饮暴食行为,失去家人支持后重新滥用物质的行为,或者坚持不离开虐待自己的配偶等。因此,消极思维也可能作为自我挫败行为的一部分而作用于抑郁症。朗尼知道自己的情绪有些过度悲观了,但她仍然让自己受其支配,比如即使在她的存款金额低到危险的程度时,她也没有申请撰稿任务,因为她觉得自己根本不会被选中。

消极思维无疑是抑郁症的一个重要方面。不过,一些关于消极思维的关键问题仍然有待研究人员解决。消极思维究竟从何而来？它在多大程度上反映了性格遗传，又在多大程度上来源于艰难的生活经历，包括童年经历？当从抑郁症中恢复时，人们的消极思维模式会从多大程度上消失或得到多大程度的保留？

抑郁症是否源于人际关系问题？

人类是群居动物。考虑到我们的社会需求，人际关系问题会增加我们罹患抑郁症的风险。人际关系——无论是与亲密的朋友，还是与伴侣或其他家庭成员的关系——受到威胁，或因分手或死亡而终止关系，都是抑郁症的主要诱因。事实上，这源于情绪系统的一个关键功能——密切追踪我们的人际关

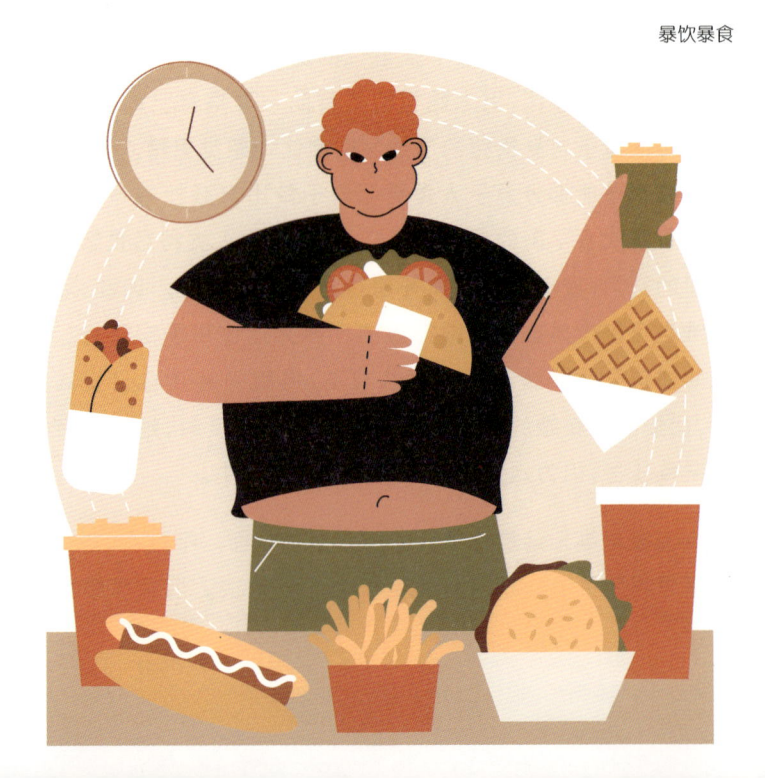

暴饮暴食

系的发展状态和健康状况。

人际关系问题也说明了抑郁症的不同诱因是如何结合在一起,共同发挥作用的。生活压力较大常常会引发抑郁症。当审视生活中哪些事件给我们带来了最大的压力时,我们会发现,亲密关系事件往往会引发严重的问题。同样,消极思维也可能是抑郁症的一个诱因,但若仔细观察,就会发现我们的消极思维在很大程度上是围绕着人际关系展开的。在这方面,朗尼的例子相当典型。她最近刚与男友分手,这导致她不断回忆自己的失败之处;她开始回想自己与男友在一起时所犯的一切错误;很快,她的脑海中就开始不断重演自己从童年起做过的所有错事。

抑郁症和人际关系问题通常会形成恶性循环。人际关系问题会引发抑郁症,反过来,抑郁症会让人际关系问题变得更糟。这就像是先有鸡还是先有蛋的问题。在这种情况下,人际关系问题可能与抑郁症互为因果,二者之间的关系已经一目了然。

需要注意的重点在于,人际关系问题并非骤然降临。人们常常(有意无意地)做一些会导致一系列人际关系问题的事情。心理学家康斯坦斯·哈门(Constance Hammen)对压力产生(stress generation)这一概念进行了全面的研究,他的研究主要关注人们是如何制造人际关系问题,并使自己陷入抑郁的。研究发现,有问题的模式有以下几种:

选择糟糕的恋爱对象:伊马尼很自卑,她总是被那些贬低她的男性所吸引,这固化了她负面的自我形象,导致她在恋爱相处中摩擦不断,并引发长期抑郁。

不断寻求保证：乔(Joe)在恋爱关系中总是缺乏安全感,并且想要得到更多的保证。起初,他的女友同意了,但一段时间后,他的各种要求让女友感到筋疲力尽。最终,女友离开了他,就像他的朋友和前女友们过去所做的那样。

过度看重一段关系：克里斯滕(Kristen)的自我价值完全取决于她的人际关系。她黏人、顺从、害怕被拒绝。她认为没有男友,自己就什么都不是。每当一段关系破裂时,她的抑郁症就会复发,她也会再一次感到有必要开始一段新的关系来填补这段空白。值得注意的是,这种恋爱模式在女性中更为常见。一些评论者认为,成年女性比男性更容易患抑郁症,部分原因在于她们对人际关系的过度依赖。

虽然上述例子主要强调恋爱关系,但压力产生的概念也适用于其他人际关系问题,比如在与同事、朋友或家人的相处中产生的问题。抑郁症患者产生的人际关系压力越大,其他人就越像地雷。这也解释了为何抑郁症患者会长期感到被误解,不被爱,且害怕与人交往。

从另一个角度来看,家人和朋友可能会在与抑郁症患者的互动中感到挫败,这是可以理解的。但与此同时,坚持不懈地给予所爱之人以支持会对其病情恢复产生重大影响。大量数据表明,当抑郁症患者从他们的社交网络中得到强有力的支持时,他们更有可能迅速渡过难关,并且应对压力的能力会更强。

值得注意的是,改善人际关系、开展人际关系技巧相关的治疗通常对抑郁症患者有益(前文提到过婚姻疗法的好处)。这其中最著名的治疗方法也许是人际心理治疗(interpersonal psychotherapy,IPT),这也是最受拥护的抑郁症治疗方法之一。人际心理治疗是一种心理治疗方法,它试图通过帮助患者进行社会角色转换(例如,退休或搬到一个新城市)、管理悲伤、培养自信等社交技能,以及改善人际冲突中的沟通技巧等来帮助他们更好地处理人际关系问题。人际心理治疗对抑郁症的明显疗效进一步证实了人际关系问题是理解抑郁症的关键这一观点。

是的,人际关系问题是抑郁症的主要诱因,而具有抑郁倾向的人在人际关系中的行为表现往往会让情况变得更糟。然而,还有更多问题有待探索:为什么有些人在人际关系出现问题后会罹患抑郁症,而另一些人则不会?解释这一区别的关键因素是什么?为什么有些人会反复做出引发抑郁症的人际关系选择,并且很难从过去的经验中吸取教训?当人们反复给自己制造人际关系压力时,打破这种恶性循环的最佳方法是什么?我们如何帮助人们选择和维持更有建设性的人际关系?

抑郁症是否源于童年经历?

生命早期发生的事情会对未来产生深远的影响。即使是胎儿在母亲子宫中孕育的最初时刻发生的事情,也会对其童年期和成年期的身心健康发展产生影响。例如,冰风暴项目(Project Ice Storm)的研究人员发现,母亲在孕早期至孕中期的压力程度可用于预测其子女 11 岁时可能会出现的心理和行为问题。

让我们来简单分析下。母亲在妊娠期遭遇的压力事件是如何增加她们的子女在 10 多年后罹患抑郁症的概率的？一种比较可信的解释是，母亲压力过大可能会直接或间接地导致发育中的胎儿处于有害的生物环境中。如果母亲分泌的应激激素升高，这些激素就会穿过胎盘接触到胎儿，而接触这些激素会损害胎儿的生长发育，包括脑发育。另一种可能的解释是，妊娠期母亲为了应对压力，可能会吸烟或使用药物，而这些物质可能会对子宫环境产生不利影响。最后，焦虑可能会使得母体流向胎儿的血流量减少。血流量减少会增加早产和低出生体重风险，这两者都与胎儿日后的抑郁症患病风险增加有关。

对于任何即将成为母亲（或父亲）的人来说，其（或其妻子）妊娠期遭遇的压力事件可能会导致自己的孩子日后患上抑郁症这种说法有点可怕，也有点令人费解。一个小小的胚胎和经历抑郁症首次发作的青少年或成人之间有着遥远的距离。这中间都发生了什么呢？

为了帮助理解，我们可以打个比方，把抑郁症想象成工厂里的火灾。在发生火灾后，安全检查员被要求前往现场查明原因。检查员发现，线路故障导致短路，引起火花，而火花恰巧落在一堆油布上，进而点燃了油布。由于发生线路故障的那层楼的洒水装置无法正常工作，油布燃起的火焰很快吞没了整个工厂。那么，引起火灾的原因是什么呢？是线路故障吗？还是火花、破布，或是出故障的洒水装置？又或者都不是？最后，检查员认定，所有这些事件需要共同作用才会引发火灾。事实上，这场火灾似乎远非不可避免，在火灾发生前，人们有很多机会可以阻止事故发生。如果我们以这种方式来看待抑郁症，那么童年期的负性事件可能就像线路故障或油布一样,并不会使抑郁症的发生成为必然,但随着时间的推移,这些事件会增加患抑郁症的风险。

研究已经证明,孩子出生后经历的各种事件都有可能增加其日后患抑郁症的风险。不良的养育方式正是其中之一,这一观点一点儿都不会让人觉得惊讶。孩子成长过程中父母过于严厉或经常忽视他们,孩子在孤儿院等社会福利机构长大,或父母一方早逝,这些都会增加孩子患抑郁症的风险。而在使得儿童未来罹患抑郁症的风险升高的诸多因素中,最令人心碎的可以说是躯体虐待和性虐待。躯体虐待可能会改变儿童心理的许多重要方面,导致其自尊心下降,难以与同龄人互动,甚至增加其生物学上的抑郁症易感性。

火灾

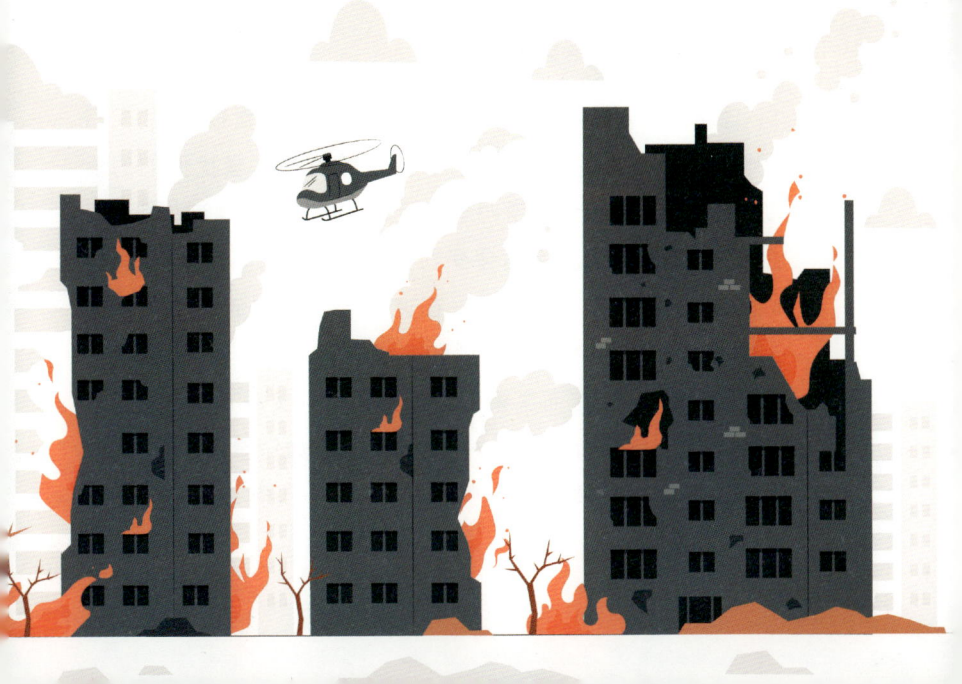

在过了数年甚至数十年之后,创伤事件可能依旧会对儿童产生影响,并增加其抑郁症患病风险,这其中的原因仍然有待我们一一探索。一些在我们之前的认知中不会发生变化的生物学特性,甚至也可以被创伤事件改变。表观遗传学模糊了先天和后天的界限,该领域的研究发现,某些经历能够影响基因的表达,尤其是某些特定基因的表达。压力是影响表观遗传过程,如DNA(脱氧核糖核酸)甲基化(将甲基添加到DNA分子上,使某些基因的表达受到抑制)的因素之一。承受压力后基因表达的变化可能有助于解释童年创伤是如何导致日后产生持久的抑郁症易感性的,甚至可能有助于解释为什么童年期经受过压力的人在成年后更难应对压力。

孩子并非只能被动承受逆境的伤害。我们很容易忽视孩子是如何积极做出尝试,以应对糟糕的环境的。当孩子的行为让老师、父母或同龄人感到不安时,人们很容易给这些行为贴上病态的标签,而没有意识到这些行为可能是孩子对创伤事件的正常反应,并为孩子提供帮助。

想象一下,贾斯明(Jasmine),一个10岁的女孩,她的父母对她漠不关心,并不知道他们信任的邻居正在骚扰他们的女儿。这件事可能会让贾斯明感到困惑、迷茫、无人倾诉。她很可能害怕自己说出这件事后会受到父母的指责或不被父母信任,或者给邻居带来严重的后果。在这种情况下,久而久之贾斯明自然而然地会陷入持续的焦虑和悲伤情绪之中。当一个被信任的邻居变成施暴者,而主要的依恋对象——父母——无法提供情感支持,也无法提供帮助时,贾斯明又该如何看待这个世界?和大部分人一样,贾斯明的情绪系统也是具有前瞻性的。它假定,如果最坏的情况已经发生,那么它可能将再次发生,所以最好是对此有所准备。考虑到贾斯明已经遭受过伤害,她很可能会常常陷入焦虑,并时时警惕危险的发生(尤其是在人际关系方面);也很可能会沉湎于悲伤的情绪中,反复分析自己的错误和失误。这些行为是她抵御未来更大伤害的最后防线,也是沉重负担,就像一套盔甲,虽然可以抵御明枪暗箭,但也十分笨重。

在考虑童年逆境和抑郁症的关系时,我们遗憾地发现,关于风险因素和复原力的研究之间存在不平衡性。对风险因素——引发抑郁症之火的因素——的研究比对复原力——孩子如何应对,如何避免或熄灭风险因素之火——的研究更受重视。这种不平衡性的存在令人遗憾,因为身处逆境的孩子和他们的父母都迫切想知道他们能做些什么来降低罹患抑郁症或遭受其他不良后果的风险。有趣的是,表观遗传效应也说明了抑郁症患病风险是如何被消除的。一项针对幼鼠的研究发现,养育行为也可以"灭火":相比那些被忽视的、承受高水平压力的幼鼠,那些受到母鼠好好照料的幼鼠在以后的生活中能够更好地应对压力。值得注意的是,受到精心照料的幼鼠的持久基因变化可以解释这种应对能力的提高(表观遗传学的光明面)。

弄清楚为什么风险因素在某些情况下会引发抑郁症,以及为什么有的孩子在暴露于风险因素中的情况下仍能过上幸福的生活,是至关重要的。针对适应能力强的孩子的研究可能会发现这些孩子有着一系列特定的行为(认知方式和行为表现),这些行为能够帮助他们在暴露于抑郁症风险因素中的情况下保持良好的状态。我们甚至可以把这些行为教给其他面临抑郁症患病风险的孩子,从而帮助他们防患于未然。

8　抑郁症可能在生命的任何阶段发生

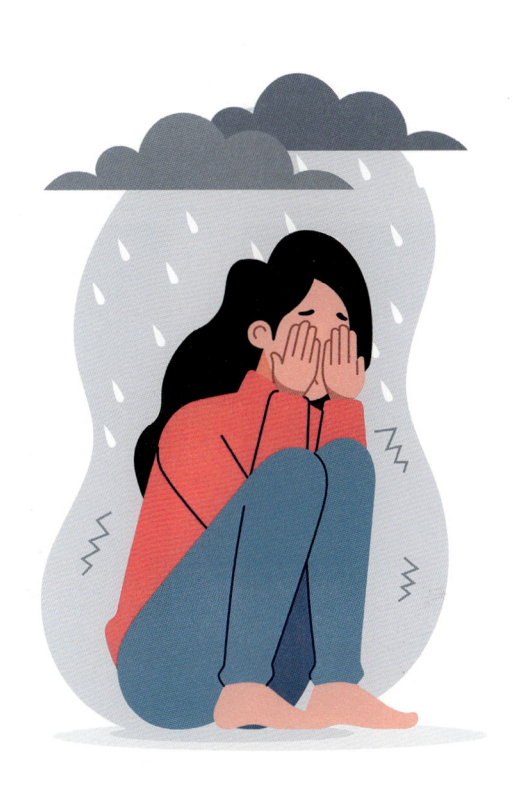

儿童会患抑郁症吗？

童年期应该是嬉闹、玩耍和快乐成长的时期。儿童抑郁症本身就是一种悲剧。在 20 世纪 70 年代和 80 年代，心理健康权威机构曾就儿童是否会患上抑郁症进行过辩论。这场辩论现在已经结束。虽然儿童抑郁症不像青少年抑郁症和成人抑郁症那么普遍，但不幸的是，它确实存在。

根据美国国家健康和营养检查调查（National Health and Nutrition Examination Survey），美国每年都有约 2% 的 8～11 岁儿童患有抑郁症。美国疾病预防控制中心估计，在美国 3～6 岁的儿童中，抑郁症患儿比例可达 0.5%～2%。尽管低龄幼

儿童也可能会患抑郁症

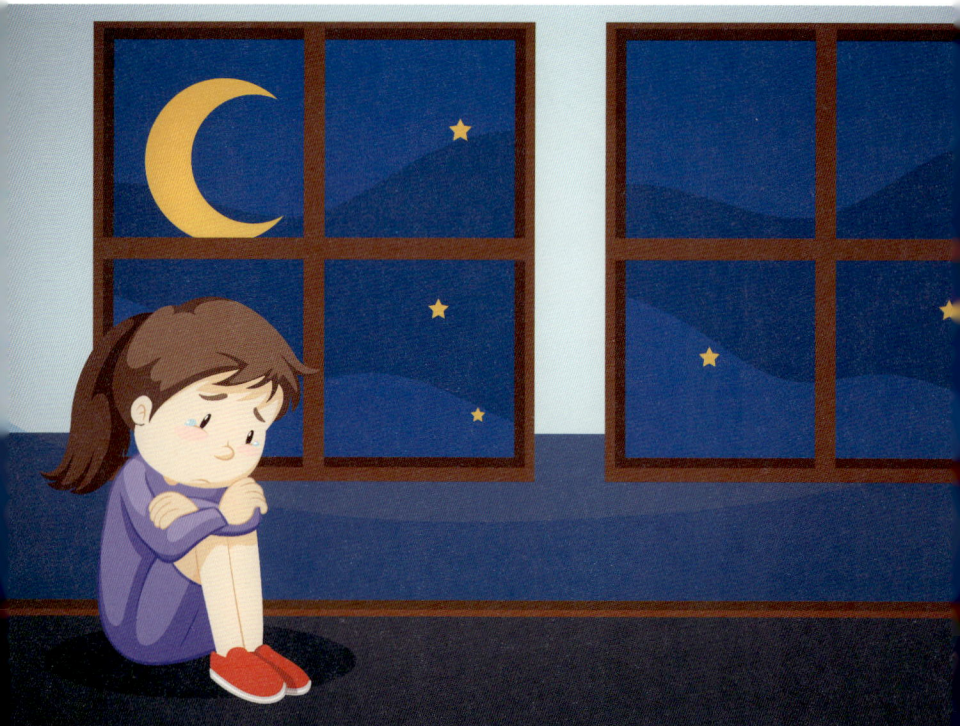

儿的相关数据不足，但幼儿抑郁症并不常见。

除了儿童也可能会患抑郁症这一事实外，我们对儿童抑郁症的了解远远少于我们对青少年抑郁症和成人抑郁症的了解。与儿童抑郁症相关的调查较少，且儿童比成人更难参与研究。此外，儿童（和青少年）测评工作也比成人的更具挑战性，因此对儿童抑郁症的估计也更容易出错。

在谈到儿童情绪时，我们不能忘记儿童是活在当下的个体：父母和临床医生都很难对儿童的行为做出正确的判断，因为儿童的行为每小时甚至每分钟都在变化。可能只需要一个冰激凌甜筒，儿童的情绪就能从低落瞬间转为高涨。因为活在当下，儿童也难以准确地描述他们过去的情绪或心理活动，而且他们掌握的与情绪概念相关的词汇量也较少。事实上，当初人们怀疑幼儿是否会患抑郁症的一个原因就是，内疚感等抑郁症症状需要较为复杂的概念理解能力或自我意识，而这可能是该年龄段儿童所不具备的。与年龄较大的儿童或成人相比，幼儿在用语言表达自己的感受方面会遇到更多困难。幼儿可能会因为害怕发生不好的事情而紧紧抓住父母、拒绝与父母分开，而不会直接说出自己内心的难受；有时，他们也可能会抱怨身体不舒服，拒绝上学或离开家。

不过，儿童抑郁症的典型症状基本上与老年抑郁症的相同，只是儿童抑郁症多了易怒这一症状。儿童抑郁症的持续时间也与老年抑郁症的相似。虽然儿童抑郁症的成因仍然有待进一步探索，但我们有理由认为，引发儿童抑郁症的许多因素与引发青少年抑郁症和成人抑郁症的相似，其中生物、环境、社会和认知因素居于首列。

对儿童进行恰当的精神病学诊断是一件严肃且耗费精力的事情。相比成人，对儿童进行诊断需要更多的信息。一位优秀的临床医生会努力从不同角度获取关于儿童某个行为的信息——从儿童的角度，同时也从父母和学校老师的角度获取信息；在某些情况下，来自朋友或同学的信息也可能有用。许多儿童在不同的环境下会有不同的行为表现，来自不同角度的信息也常常存在分歧，而临床医生必须综合分析这些信息。事实上，当一个儿童在不同的环境（家庭、学校和社会环境）中和一段时间（连续数周）内都表现出抑郁迹象时，就需要考虑他是否患上了抑郁症。所有的儿童都会有悲伤的时候，但当悲伤一直持续，并干扰了儿童正常的社交活动、兴趣、学业或家庭生活时，就需要儿科医生或心理健康专家对此进行进一步评估。

对一些儿童来说，抑郁症只是一团过眼云烟。而对另一些儿童来说，抑郁症会带来长久的影响。我们需要重视与儿童抑郁症相关的严重后果。抑郁症会影响儿童与同龄人的互动，阻碍他们的情绪发展，并影响他们的学业表现。此外，抑郁症是导致自杀的主要因素，而自杀是11～12岁青少年死亡的第三大原因。对于那些想要给孩子最好的，想要保护孩子不受伤害的父母来说，这是非常可怕的。一些父母不愿承认孩子患有抑郁症或不愿寻求帮助，可能是由于他们害怕面对最坏的情况或担忧他人的看法。

有两点可以让父母们放心。为患有抑郁症的儿童寻求帮助是完全可行的。许多儿童抑郁症患者都可以从治疗中受益。需要注意，相比针对成人抑郁症的治疗方法，针对儿童抑郁症治疗方法的研究尚不充足。例如，抗抑郁药物最初是为成人开发的,根据已有数据,这些药物对儿童可能效力较弱;另外,认知行为疗法等心理治疗方法,最初也是为成人开发的。虽然儿童抑郁症治疗方法并不能完全如我们所愿的那样效果卓著,且关于如何调整针对成人抑郁症的治疗方法并使其更好地适用于儿童,科学界还没有达成共识,但显而易见的是,儿童抑郁症是可以得到成功治疗的。对父母来说,第一步最好是与合格的儿童精神科医生或儿童心理学家谈谈哪些治疗方法对他们的孩子来说可能是有用的。

为什么青春期是抑郁症的高发期?

青春期是抑郁症的高发期。多个不同国家的相关调查发现,15%~25%的青少年已经有过抑郁症发作经历。为什么青少年年龄不大、生活经历有限,但有着和成人相近的抑郁症发病率呢?

青春期是人生中许多事物同时发生变化的时期。在这一时期,大脑正在迅速发育,甚至仿佛一片"无主之地",不仅缺乏成人大脑的自制力,而且仍然保留着儿童大脑的情绪化特征。青少年正一头扎进热闹纷繁的社交世界,同龄人对他们的影响也越来越大;许多青少年开始建立亲密关系,同时往往也开始疏远父母。青少年对于自身身份的认知也是不确定且不断变化的,他们可能会为了证明自己而展开一些"成人的冒险",例如危险驾驶或酗酒。

一般来说,青少年都有点脆弱、喜怒无常和缺乏自信。在这个敏感的发育阶段,环境威胁很容易引发抑郁症。一些青少年在受到欺凌或排挤后会患上抑郁症。还有一些青少年在失恋后会患上抑郁症。此外,父母离婚等重大家庭压力事件也可能会导致青少年患上抑郁症。学业困难也可能是青少年抑郁症的诱因之一,尤其是在青少年同时面临经济和学业压力的情况下。不幸的是,一些青少年会同时承受上述多个压力事件所带来的心理负担。这对于那些具有遗传风险,或者经历过童年创伤的青少年来说非常危险,因为他们本就更容易患上抑郁症。

相比男性而言,女性更有可能受到上述压力事件的影响。从很多方面来说,青少年抑郁症问题就表现为青春期女性抑郁症发病率的上升。抑郁症的主要性别差异起源于青春期。在童年期,男性和女性的抑郁症发病率大致相同。至青春期中早期,女性开始变得更加容易抑郁,这种差异在整个青春期会不断扩大,直至女性抑郁症发病率增长为男性的 2 倍并趋于稳定,即此后各年龄段女性的抑郁症发病率均为男性的 2 倍。

一些与抑郁症有关的因素对女性来说更不友好。举例来说,相较于青春期男性,青春期女性对外表吸引力的渴望更为强烈。部分研究显示,近 80% 的青春期女性(与 40% 的青春期男性相比)对自己的外表表示不满。外貌问题对于早熟的青春期女性来说尤其难以应对,她们可能会因期望自己对青春期男性有吸引力而面临额外的压力。身体形象和体重问题增加了青春期女性罹患抑郁症的风险;它们还会导致青春期女性罹患进食障碍,例如神经性厌食或暴食症等这些在该年龄段激增的问题。

大多数青少年在受到排挤,或因为他们的穿着、长相而遭到嘲笑时都会退缩。而这对于青春期女性来说更具伤害性：大量数据表明，对于负面的社会反馈，青春期女性比青春期男性更为敏感。同时青春期女性较高的社交媒体参与度也会放大负面社会反馈带来的危害。经常使用照片墙(Instagram)或抖音等社交软件的人会更多地将自己与他人进行比较，或者更容易认为自己不够漂亮、不够富有或不够受欢迎。持续的消极社会比较是滋生消极想法的土壤。包括美国"未来监测"(Monitoring the Future)项目在内的多项大型研究也得到了与之相符的研究结果，即经常使用社交媒体和沉迷于电子屏幕的青少年最不快乐；相反，在体育或家庭作业等非屏幕活动上花费更多时间的青少年抑郁程度往往较低。

可以预见，青少年抑郁症的激增将成为世界主要的公共卫

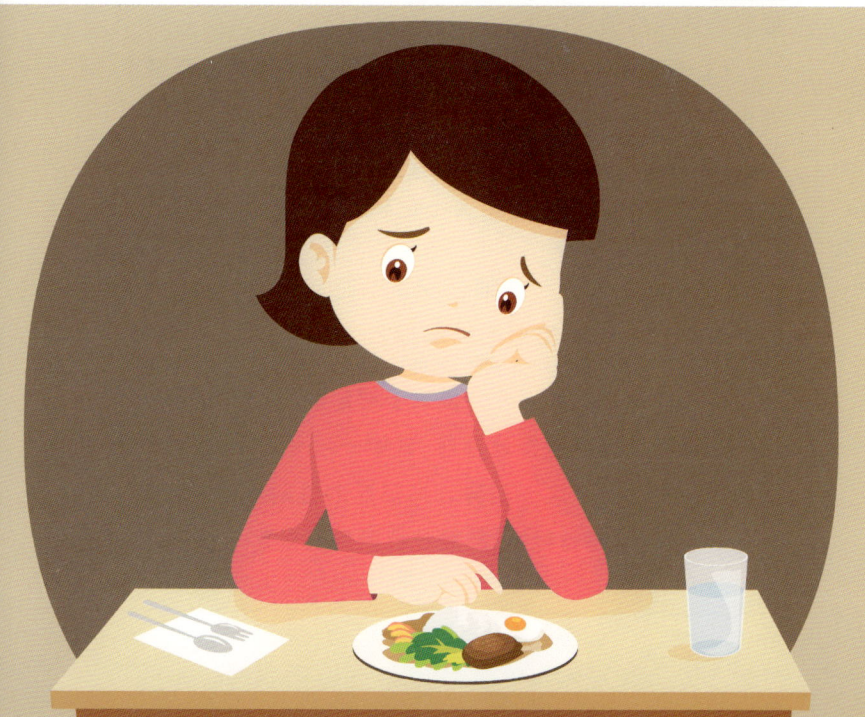

进食障碍

生问题之一。青少年抑郁症不仅会对青少年的社交能力、教育水平和心理发展产生不利影响,而且可能会对青少年成年后的生活产生不利影响,例如成年后抑郁症复发风险较高。幸运的是,青少年抑郁症是可以治疗的(甚至比儿童抑郁症更容易治疗)。对于是否应该让心理健康专家对孩子进行评估,父母不需要有任何顾虑。然而,数据显示,在美国,只有不到一半的青少年抑郁症患者接受了心理健康治疗。

让更多的青少年个体接受治疗固然重要,但要想遏制青少年抑郁症的流行,需要更加全面的思考。当前我们所面临的主要挑战包括:

(1)帮助青少年和成人更好地识别抑郁症的信号,并提高他们参与心理健康对话的能力;

(2)制定青少年抑郁症预防策略,以便更好地识别面临抑郁症患病风险的青少年;

(3)开展普惠性项目,帮助青少年更好地维持心理健康,例如由学校提供一些与心理健康相关的资料;

(4)合理利用智能手机,使其有助于促进而非损害青少年心理健康,例如开发能吸引青少年的心理健康应用程序。

为什么成年女性更容易患抑郁症?

成人抑郁症的性别差异是关于抑郁症的"重大事实"之一。这一差异在世界各地普遍存在,其中一项涵盖了25个欧洲国家的研究也发现了这一差异。抑郁症的性别差异贯穿成年后的各个年龄段,跨越种族,超越社会阶层。对这一稳定、显著的差异进行解释是最重要的研究任务之一。

没有任何一个单一因素可以完美解释为什么成年女性比男性更容易患抑郁症这一问题,因为这一问题是由许多不同的因素共同作用造成的。

显而易见,男性和女性之间存在生理差异。但令人惊讶的是,这些差异似乎并不能解释为什么女性比男性更容易患抑郁症。例如,几乎没有证据表明性激素的差异会引起女性抑郁症发病率的升高。同样,男性大脑和女性大脑可能存在一些细微的差别,但这似乎也并非成人抑郁症性别差异的原因。甚至对于女性在某些特定时期出现的抑郁症,比如分娩后出现的抑郁症(产后抑郁),科学家都不确定是否存在站得住脚的生物学解释。

男性和女性之间的文化、心理差异似乎能够更好地解释抑郁症的性别差异。例如,男性和女性在情感交流方面存在差异,女性的交流方式比男性的更开放。女性更常被诊断为抑郁症的部分原因可能是,女性更擅长倾诉,也更愿意承认自己患有抑郁症。一般来说,男性不太愿意表达情绪上的困境。如果男性否认自己患有抑郁症,其心理问题也可能会以其他方式表现出来,例如物质滥用问题在男性中更为常见。一些人猜测,部分男性会选择通过酗酒或滥用药物来应对抑郁情绪,而不会选择说出自己的症状。然而,是否愿意倾诉或表达情绪困境并不是造成抑郁症性别差异的全部因素。在某些情况下,男性和女性一样,也可能会表达情绪困境。值得注意的是,双相Ⅰ型障碍(一种通常包括躁狂期和抑郁期的情绪障碍)不存在性别差异。

另一种对于抑郁症性别差异的解释是,女性承受着更大的压力。女性拥有的权力和地位通常都不及男性。客观来说,与男性相比,女性的收入水平较低,贫困率较高。女性一直面临着更大的经济压力以及身份压力。在工作中,女性比男性更容易受到骚扰。女性也更有可能面临兼顾工作和照料孩子(以及越来越多的其他亲属,如年迈的父母等)所带来的身心挑战。

也许最危险的是,相较男性而言,女性更有可能遭受包括强奸在内的躯体虐待和性虐待。在恋爱关系中,女性更容易受到殴打,且受到性侵犯的可能性至少是男性的 2 倍。众所周知,性侵犯是抑郁症的一个重要诱因,特别是当它发生在童年期时。据估计,高达 35% 的成人抑郁症的性别差异可以归因于童年期遭受性侵犯的女性比例更高。

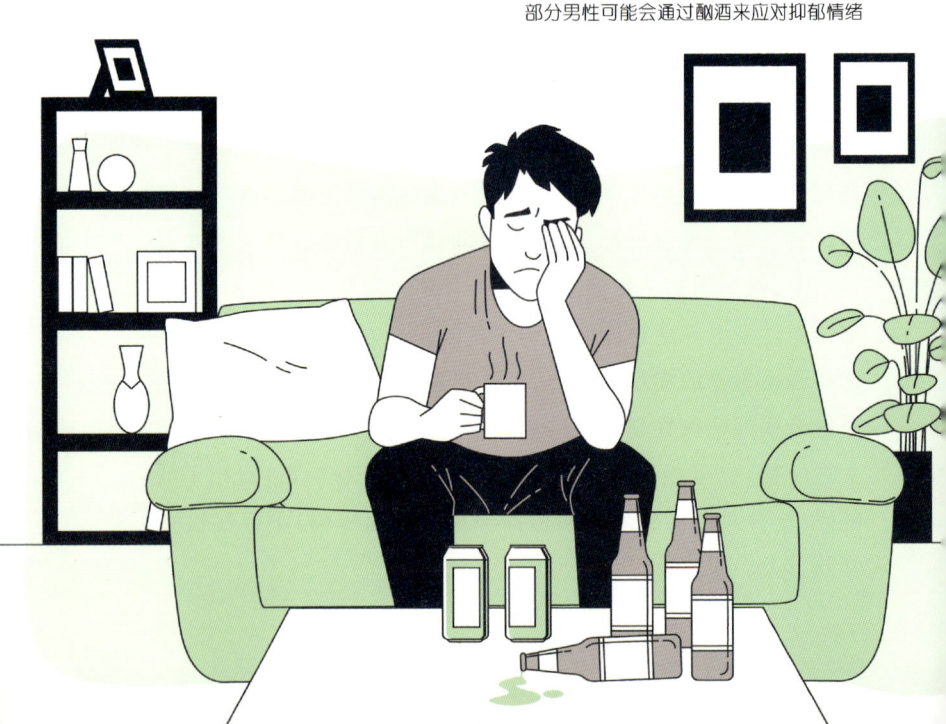

部分男性可能会通过酗酒来应对抑郁情绪

女性还面临着各种各样的额外压力,女性的心理特点可能使女性特别容易受到社会压力的影响。女性比男性更注重人际关系。这意味着女性更容易依附他人,并寄希望于他人来满足自己的心理需求,甚至会过度依赖他人。以人际关系为导向的女性更有可能在一段关系发生冲突或结束后陷入混乱状态。流行病学家罗纳德·凯斯勒(Ronald Kessler)称之为"关怀成本"悖论。与男性相比,女性拥有更大的社交网络。虽然人们会认为拥有一个更大的、相互关心的社交网络是有益的,但对女性来说,这可能并不那么有益:在更大的社交网络中,女性更有可能受到负性事件的影响,进而更频繁地为之烦恼。

同样地,过大的压力也并非造成抑郁症性别差异的全部因素。要解释为什么压力更容易让女性患上抑郁症,了解女性应对压力的方式可能非常重要。我们已经讨论过,反刍思维是一种适得其反的应对方式。这种在悲伤时转向关注内心和自我的反刍倾向在女性中更为常见,可能会导致女性在遭受压力事件后陷入消极思维和抑郁情绪。

在整个成年期,女性罹患抑郁症的可能性一直高于男性。抑郁症的性别差异存在于成年后的各个年龄段,这可能仅仅是因为抑郁症会随着时间的推移而自我延续。例如,抑郁症会对人际关系、工作能力和财务状况造成损害,这些问题反过来又使得患者未来更容易经历抑郁症复发。抑郁症发作也有可能引发生物学变化,从而使得患者未来经历抑郁症复发的可能性增加。抑郁症的发展趋势可能有助于解释为什么成年后的任何年龄段女性抑郁症发病率都比男性高。

虽然我们对抑郁症的性别差异有足够的了解,但仍然存在一些有待解答的关键问题：

(1)如果社会经济不平等能够在一定程度上解释为什么女性更容易患抑郁症，那么在一个或多个领域内实现更大程度的性别平等是否会缩小抑郁症的性别差异？

(2)是否有可能通过减少儿童性暴力事件，或使受害者更容易获得心理服务，来缩小抑郁症的性别差异？

(3)是否有可能制定出预防女性抑郁症的心理对策，例如帮助女性减少反刍思维或人际依赖？

投入更多的研究资源和医疗资源来对抗女性抑郁症当然是值得的，与此同时，我们也不应忽视男性抑郁症。男性抑郁症问题可能由于不够常见而被掩盖了。在抑郁症中挣扎的男性常常试图隐藏自身存在的抑郁症问题，因为患有抑郁症对他们来说常常是"没有男子气概"的表现。然而，抑郁症影响着数百万男性，而且可能带来致命的后果。事实上，尽管女性更有可能尝试自杀，但男性更有可能死于自杀，因为男性会使用更致命的自杀手段。

老年抑郁症的情况如何？

老年人不可避免地会面临活力不足和健康状况不佳等问题，并会面临同龄人去世带来的恐惧和悲痛等情绪。由此人们可能会认为，老年期也必然是抑郁症高发期。但令人惊讶的是，事实并非如此。

与年轻人相比，居住在社区的老年人较少患有抑郁症。老年抑郁症的发生往往与健康状况不佳和功能障碍有关。住院或住在养老院等机构的老年人患抑郁症的概率明显高于生活可自理的老年人。

为什么居住在社区的老年人患抑郁症的概率会比人们所以为的低呢？一种可能性是，随着年龄的增长，老年人学会了更好地调节自己的情绪。心理学家劳拉·卡斯滕森（Laura Carstensen）等研究人员认为，随着生命中所剩的时间越来越少，老年人会形成一种认知取向，这种认知取向会使老年人专注于短期的积极情感目标，比如建立亲密的人际关系等。这种专注于有意义的情感目标的倾向可能有助于预防抑郁症的发生。另一种可能性是，研究中观察到的情况反映了一种世代效应——源于当代老年人独特的生活经历。比如说，这种相对更能抵抗抑郁症的心理特征会不会是一些独特的经历造就的，例如在第二次世界大战后长大，或者成长于一个相对繁荣的经济环境中？这种世代假说很难验证。然而，如果这是正确的，那么当今老年人中抑郁症发病率较低将是一种异常现象，这种现象将不会持续到下一代老年人身上。

老年人与年轻人罹患抑郁症的许多原因是相同的，例如重大压力事件和消极认知。就老年抑郁症而言，社会因素的负面影响也不容忽视，例如孤独或配偶、兄弟姐妹、亲密朋友的死亡等社会因素。此外，老年抑郁症还具有一些独有的特性。

研究老年抑郁症的一个独特挑战是对年龄增长带来的常见健康问题与抑郁症症状加以区分。例如，老年人常常会感到疲惫，但疲惫很可能与抑郁症无关。同样，老年人也会出现注意力下降、难以做决定等认知问题，这些问题也可能是抑郁症以外的其他许多因素造成的。不难理解，老年人或他们的亲友有时会无法确定抑郁症是否是一个需要处理的问题。

相应地,部分与年龄有关的健康问题则很难与抑郁症区分开来。例如,由于健康问题,老年人经常需要进行药物治疗,而这些药物的副作用可能会导致抑郁症。因此,任何关于药物种类或剂量的变化,都应作为老年人罹患抑郁症的可能原因进行评估。与年龄相关的健康问题也可能会直接导致抑郁症。例如,痴呆通常会伴随抑郁症一起出现,这是大脑退化的直接后果。在血管性痴呆和阿尔茨海默病患者中,这种情况尤其明显。

若能将抑郁症和其他与年龄有关的健康问题区分开来,就可以对抑郁症进行适当的治疗,这是值得我们为之付出努力的。例如,患有重度抑郁症的老年人常会出现认知能力下降的症状。在目睹了这类老年患者的健忘、困惑和思维混乱这些症状后,亲友可能会认为患者的认知能力已经不可避免地开始下降了。然而,事实却是,当这些老年患者的抑郁症得到治疗,并且病情开始好转时,他们的认知障碍会完全恢复。

也许是由于这些并发症的存在,老年抑郁症更有可能在初级保健室等医疗机构被发现,并得到治疗。这些医疗机构对抑郁症的评估通常比较粗略。评估不足会导致过度诊断和不必要的抗抑郁药物处方,例如相对正常的衰老迹象和轻微的不适很容易被归因于抑郁症。评估不足也会导致诊断不足和治疗不足,例如抑郁症症状有时会被错误地归因于另一个健康问题,或者医生有时可能会忽视老年人的某些症状(例如,误以为老年人只是感到孤独)。当评估效果不理想时,家庭成员可以向医生提供更多关于患者病史或现状的信息,或者帮助患者获取其他医生的诊断意见,从而发挥建设性作用。

老年抑郁症患者通常是在医疗机构接受诊疗,因此抗抑郁药物治疗等生物疗法是目前最常见的老年抑郁症疗法。对于罹患重度抑郁症或伴有精神病性症状的抑郁症的老年人来说,电休克疗法(electroconvulsive therapy,ECT)相当常用,有时它会被讹传为"电击疗法"。尽管与抗抑郁药物治疗相比,电休克疗法在快速缓解症状方面通常十分有效(对老年人来说,治疗速度是一个重要的考量因素),但这种疗法可能会带来一种令人担忧且相对常见的副作用——短期记忆丧失。

老年抑郁症患者不太倾向于寻求精神卫生保健服务,并且可能不知道除了药物治疗之外的其他治疗方法。这是不幸的。

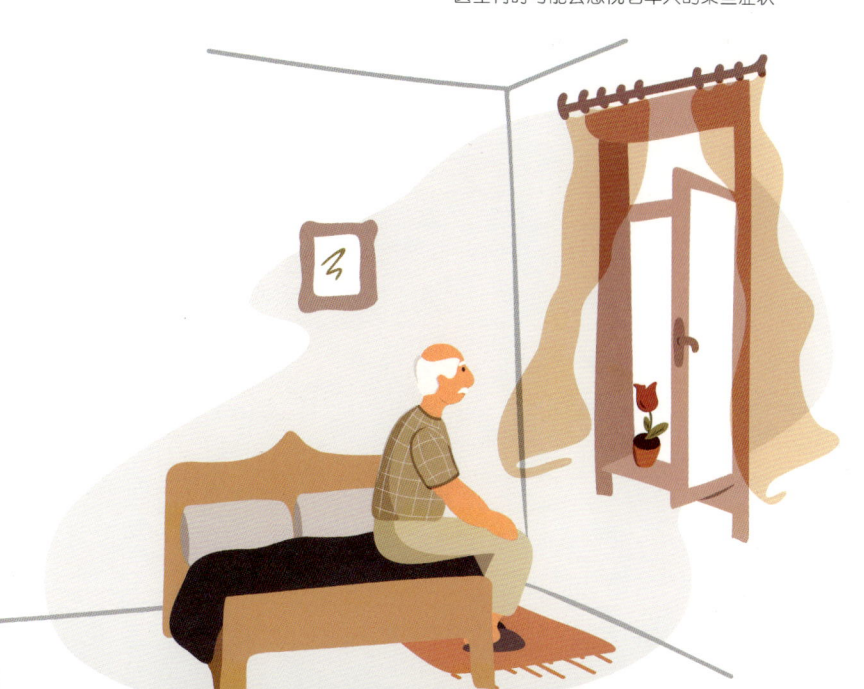

医生有时可能会忽视老年人的某些症状

与"朽木难雕"的想法相反,有证据表明,认知行为疗法和人际心理治疗等心理治疗方法对老年人是十分有效的。无论你是一位正与抑郁症做斗争的老年人,还是一位正在照料抑郁症患者的照护人,充分利用各种不同的抑郁症治疗方法都是非常合理的。

9　抑郁症随时间的变化

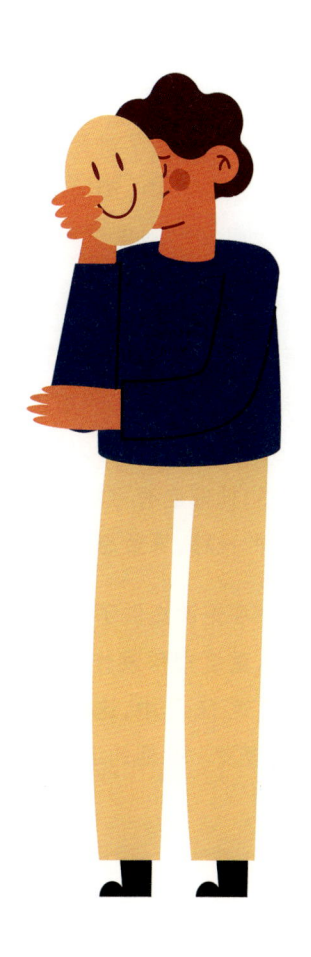

如果我曾患有抑郁症,那么它会复发吗?

珍(Jen)50岁了,她是一位教师,在暑假期间患上了抑郁症。这是因为那段时间她的生活不够规律吗?还是因为她的好朋友都去度假了,她觉得自己被抛弃了?或者是因为她父母的健康状况恶化了?珍以前也经历过情绪低落期,但情况从来没有这么严重过。因此,这次她决定直面自己的情绪问题,于是给心理治疗师格利克(Glick)打了电话。可能是格利克的诊疗起了作用,秋天到来时,珍回到了讲台,感觉自己几乎完全恢复了正常。在随后的一次诊疗中,珍问了一个似简实深的问题:"我的抑郁症会复发吗?"格利克沉默了一会儿,没有立刻回答。

格利克熟读了与抑郁症相关的科研文献。在流行病学和公共卫生领域,关于抑郁症发展情况的描述往往并不乐观。例如,一篇曾刊载于著名医学期刊《柳叶刀》的文章中就有这样的描述:"如果不进行干预,抑郁症有可能发展成一种会反复发作的慢性病,并随着时间的推移,导致患者逐渐失能。"[1]

一些数据为这种悲观论调提供了支持。例如,一项颇具影响力的研究对380名从重度抑郁发作中恢复的患者进行了长达15年的追踪调查,在这15年中,这批患者中的绝大多数(约90%)都经历了抑郁症复发。其他的流行病学和长期随访研究

---

[1] Moussavi, S., Chatterji, S., Verdes, E., Tandon, A., Patel, V., & Ustun, B. (2007). Depression, chronic diseases, and decrements in health: Results from the World Health Surveys. *Lancet*, 370, 851-858.

也证实，曾患有重度抑郁症或经历多次抑郁症发作的患者在未来经历抑郁症复发的可能性较高。一些观点认为，抑郁症复发是一种常态，抑郁症患者通常可能会经历5～9次抑郁症发作。

了解抑郁症患者的普遍情况也许是有好处的，但这不是珍眼下想了解的问题，珍想了解的是：我的抑郁症会复发吗？这也是每个抑郁症患者都想了解的事情。作为珍的治疗师，格利克思考了一会儿而没有立刻回答的原因是，他知道关于抑郁症长期预后的数据还存在很多不足。最大的问题在于抑郁症患者的总体情况——很少有研究基于能够代表所有抑郁症患者的样本。我们所掌握的关于抑郁症长期发展情况的大部分信息都来源于寻求治疗的患者群体（临床样本）。在所有条件相同的情况下，与一般的抑郁症患者相比，临床样本受抑郁症影响的程度更大。根据定义，临床样本指的是那些抑郁症状十分严重或持续了很长时间，需要寻求帮助的患者。而另一些长期研究的参与者是住院患者，这些参与者可能代表了最严重的抑郁症病例，他们在出院后的很长一段时间中都可能需要与抑郁症做斗争。

格利克知道，只有少数研究调查了在一般人群样本中抑郁症的长期病程，这些样本可以反映抑郁症患者的总体情况。重要的是，这些研究提出了一个更有希望的预测。在一般人群样本中开展调查的三项主要研究发现，40%～60%的首发抑郁症患者在之后数十年的随访中都未经历抑郁症复发。

格利克看着珍，又犹豫了一会儿，难以给出一个确定的答案。因为从已有的抑郁症研究中，我们可以清晰地看到，抑郁症的预后有两种模式，并不存在唯一的答案。这就像是两艘载着抑郁症患者的船,朝着相反的方向航行而去。一艘船上的患者,其病情是相对容易复发的。可以预见,这艘船将驶向波涛汹涌的海域,抑郁症发作会在他们的生命过程中反复出现。另一艘船上的患者则享受着平静得多的海域——他们平稳地航行着,不会再次经历抑郁症发作。一项重要的综述得出结论,这两艘船的大小是相等的:"首发抑郁症患者中,有大约一半的人会经历病情复发,而另一半则不会。"[1]

珍在哪条船上?如果你患有抑郁症,又该如何评估自己复发的可能性?结果就像抛硬币一样无法确定吗?并不完全是。确实有几种情况与抑郁症复发有关。

符合以下情况的抑郁症患者,其病情更容易复发:

(1) 抑郁症是从童年期开始发作的;
(2) 家中有其他人患有抑郁症;
(3) 有躯体虐待或性虐待史;
(4) 患有慢性病,如心血管疾病或糖尿病;
(5) 存在其他心理健康问题,如焦虑;
(6) 存在季节性的情绪问题(如冬季情绪低落)。

此外,如果患者已经经历过几次抑郁症复发,那么再次经历抑郁症复发的可能性会更大,且两次发作之间的间隔时间会更短。科学家仍在努力探究为什么复发会增加抑郁症进一步反复发作的风险,就好像抑郁症复发启动了某种恶意程序一样。比如,一些研究人员假设,抑郁症复发会导致患者中枢神

---

[1] Monroe, S. M., Anderson, S. F., & Harkness, K. L. (2019). Life stress and major depression: The mysteries of recurrences. *Psychological review, 126*, 791.

经系统发生生物学上的变化,从而增加其未来再次复发的风险。因此,提高我们对抑郁症复发人群及复发原因的认识是非常重要的,这将有助于我们开发出新的检测方法,从而更好地预测和追踪患者的复发风险。同时,这也将帮助我们进一步开发出新的干预方法,以避免抑郁症复发。

  对于那些经历过多次抑郁症发作的人,请不要失去希望。你需要知道,抑郁症的长期预后效果是可以通过"维持"治疗得到改善的。维持治疗是一种需要持续进行的治疗方法,通常不限制治疗次数或结束时间,即使在抑郁症病情已经缓解之后也会继续进行。维持治疗旨在降低未来抑郁症复发的风险。已知有两种不同形式的维持治疗可以显著降低抑郁症的复发率,一种是药物治疗方法,即服用抗抑郁药物;另一种是认知行为

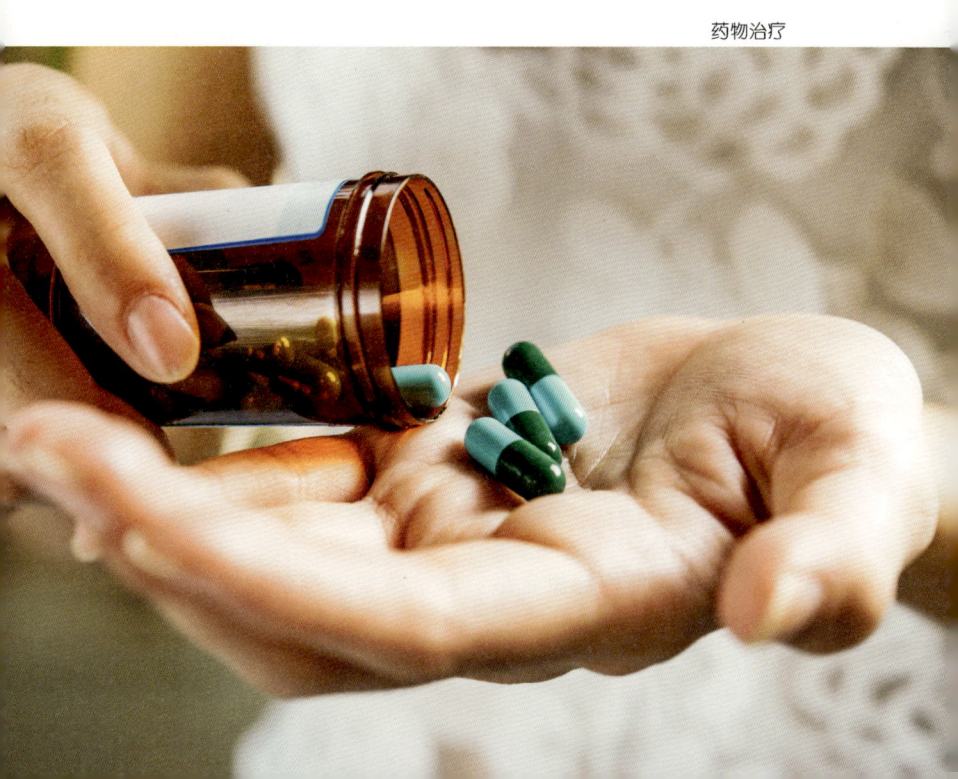

药物治疗

疗法等心理治疗方法。有数据显示,药物治疗和心理治疗相结合可能是预防抑郁症复发的最好方法。

那么只经历过一次抑郁症发作的人,能够松一口气吗?在某些情况下,是可以的。根据目前我们所掌握的相关知识,若符合以下情况,则未来经历抑郁症复发的可能性很小:

(1)抑郁症持续时间较短,不超过6个月;

(2)抑郁症发作的时间是在许多年前,之后身心状况一直良好;

(3)在患抑郁症之前,职业能力和社会功能良好;

(4)抑郁症是由一个明显的压力事件引发的,而这一压力事件现在已经完全解决;

(5)除抑郁症外,身心健康的其他方面状况良好。

格利克打破了沉默:

"珍,我无法保证你的抑郁症一定不会复发,但你的复发风险肯定是低于平均水平的;你的抑郁症发作时间相对较短,治疗效果良好,且病情相对简单,并没有掺杂其他的医疗或心理问题,这是非常幸运的。像你这样的患者往往预后很好。当然,我们之后会保持联系,不过我对你的情况表示乐观。"

珍笑了。时间会说明一切。

什么是慢性抑郁症?

大多数抑郁症患者最终都会康复。抑郁症发作的平均持续时间为 6 个月左右。然而,这也意味着,有少部分患者即使过了很长时间也无法从抑郁症中恢复。长期随访研究发现,10%~15%的首发抑郁症患者在 10~15 年后仍未康复。

这种顽固性是非常糟糕的,也是抑郁症患者及其亲人面临的主要挑战之一。18 个月以来,约翰(John)一直饱受抑郁症困扰,他的生活也一直处于停摆状态。他无法做出任何重大决定。他想结婚成家,但以他目前的状态,他不敢向女友求婚。他的父母一直告诉他,一切都会好起来的。治疗师和精神科医生也同样建议他保持耐心。但他已经等待了太久,而他的抑郁症症状却并未有任何缓解。

根据 DSM,持续 2 年以上的抑郁症是慢性抑郁症,被称为持续性抑郁障碍。约翰的抑郁症必须再持续 6 个月才能达到慢性抑郁症的诊断标准。

慢性抑郁症并不罕见——据估计,约有 30%的抑郁症患者患上的可能都是慢性抑郁症。

许多可以预测抑郁症的复发风险的因素也能够用来预测慢性抑郁症,例如:

(1)童年期虐待;
(2)与抑郁症同时出现的其他心理健康问题,包括人格障碍、焦虑障碍和物质使用障碍等;
(3)家庭成员中较高的抑郁症发病率。

慢性抑郁症还与人格倾向或行为模式有关,而人格倾向或行为模式来源于童年期展现的先天气质。气质是人类行为具有连续性的源头之一。在其他条件相同的情况下,害羞的孩子更有可能成长为害羞的成人,而外向的孩子更有可能成长为外向的成人。而对于抑郁症来说,消极情绪更多而积极情绪更少的气质倾向,会使人在其一生中面临更高的慢性抑郁症患病风险。

在某些方面,约翰符合易患抑郁症的气质特征。他还记得自己很小的时候就与其他孩子不同。在睡不着的夜晚,他会躺在床上,幻想着世界末日的到来。在他上三年级的时候,老师取笑他说,他真是杞人忧天。他还记得在上学期间他是如何迫使自己不断取得好成绩的,但无论获得多少个奖杯或多少次全科优秀,他都不会感到满意。约翰猜测(也担心),也许是与生俱来的满腹忧思与满腹悲观,现在在助长自己的抑郁情绪。

抑郁症复发和慢性抑郁症是不同的。有些患者会多次经历抑郁症复发,但没有一次发作会长时间持续;另一些患者则可能患有慢性抑郁症,但不会经历抑郁症复发。即便如此,抑郁症复发和慢性抑郁症还是相互关联的。许多能够预测慢性抑郁症的因素(例如生活压力),也能够用于预测抑郁症复发风险。科学家正在继续探究抑郁症复发和慢性抑郁症之间的关系。例如,很多研究发现,如果抑郁症患者有更多的慢性病症状且没有从抑郁症中完全恢复,则其经历抑郁症复发的可能性要大得多。

存在所谓的抑郁型人格吗?

人格是个体思维、情感、认知和动机的一般模式。当我们形容某个人诚实、有好奇心、随和或友好时,我们就是在用语言描述其人格特征。抑郁型人格真的存在吗？这个问题并没有确切答案,没有哪种人格的人一定会抑郁。内向的人可能会抑郁,外向的人也可能会;随和的人可能会抑郁,不随和的人也可能会。

曾经有一段时间,人们认为存在一种被称为抑郁型人格障碍的精神疾病,并考虑是否将其纳入正式的诊断类别中。被认为具有抑郁型人格障碍的人通常:

(1)情绪阴郁、低落;
(2)认为自己能力不足;
(3)倾向于自我挑剔和自我责备;
(4)倾向于对他人持消极、批判态度;
(5)对未来感到悲观;
(6)容易感到内疚或懊悔。

尽管有证据表明确实存在具有这些特征的人,且他们更容易患抑郁症,但这一诊断类别最终还是没有被纳入 DSM 的诊断类别中,因为相关的证据并不充分。

虽然不存在单一的抑郁型人格,但是抑郁症在某种程度上与人格有关的观点是值得思考的。抑郁型人格这一概念的存在有利有弊。

有利之处在于:首先,具有某些人格倾向的人确实更容易患抑郁症。我们在气质倾向和慢性抑郁症之间的联系中看到了这一点。而随着抑郁型人格障碍这一概念的提出,人们也发现了有一类人更可能患抑郁症。其次,一些研究发现了童年期的人格特征与成年后的抑郁症发展情况之间的联系,这为人格的力量提供了强有力的证明。其中一项研究发现,那些在3岁时被评为沉默寡言、拘谨压抑或容易情绪不佳的儿童,在21岁时表现出更高的抑郁症患病风险。而另一项调查则发现,参与者6岁、7岁和11岁时的行为淡漠评分可用于预测其青少年时期患情绪障碍的情况和成年后患慢性抑郁症的情况。

而不利之处在于:首先,这些证据并非十分确实、充分,我们不应该夸大它们。其次,即使人格有可能提示谁更容易患抑郁症,它也并非不可避免的命运。例如,也有许多沉默寡言、拘谨压抑或容易情绪不佳的儿童从未患过抑郁症。

人格无法预测抑郁症的发生的原因之一是,我们的人格特征并非一成不变。人格会随着人生的发展而改变,沉默寡言的儿童有可能成长为外向的成人,很多人确实经历了这样的变化。然而,可能也有人随着年龄的增长变得更加沉默寡言。生活经历是改变人格的因素之一,而抑郁症可能就是一种这样的生活经历。一些关于人格的研究发现,经历过抑郁症之后,参与者对自己人格特征的评价相比之前发生了变化。此外,需要注意抑郁状态也会影响人们对自己人格特征的评价。在经历了18个月的抑郁期之后,约翰已经很难回想起他生命中没有抑郁的时期。因为他的抑郁症持续了很长时间,他开始相信"我一直都是这样的",认为自己就是个悲观、容易内疚、郁郁寡欢的人。他的女友反驳了这种观点,她提醒约翰2年前他到底是什么样的,并拿出了以前的纪念品——存有他们的旅行照片的相册和约翰热情洋溢的求爱信。约翰对那时的自己感到十分陌生。

最后，抑郁型人格这一概念本身可能就是有害的。例如，它可能会导致人们在面对抑郁症时产生宿命感。当约翰认为自己有抑郁型人格特征时，这种想法会阻止他继续探索摆脱抑郁症的方法，让他不再为之做出努力。他会坚持认为："我对此无能为力，我就是这样的人。"抑郁型人格这一概念也可能对抑郁症患者与他人的互动产生不利影响。例如，当人们认为抑郁症源于一个人的本性时，他们可能倾向于"责怪"抑郁症患者，这种指责对谁都没有好处。由此看来，相关数据并不能为所谓的抑郁型人格的存在提供强有力的支撑，这也许是一件好事。

10 为什么会出现抑郁症的流行？

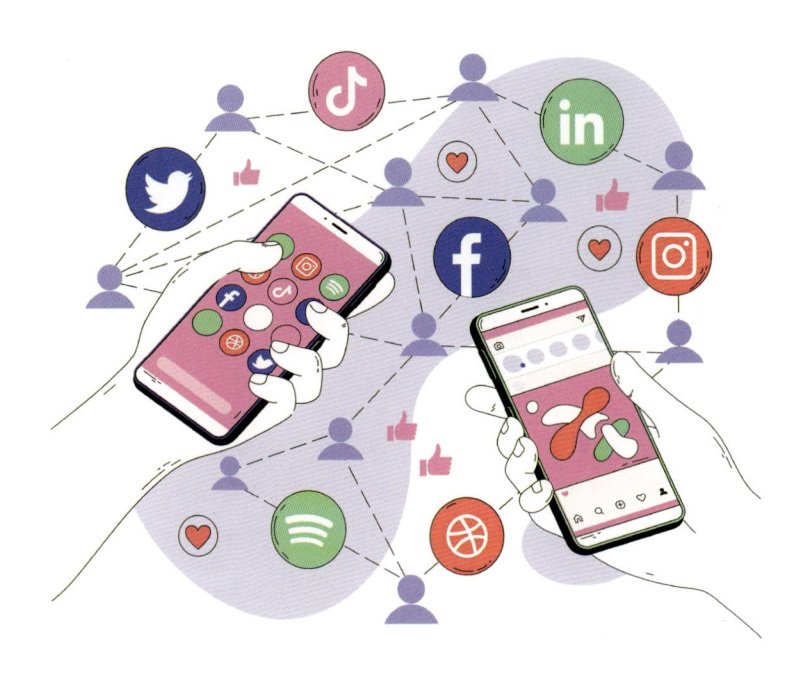

从情绪科学的角度解释抑郁症的流行

正如第 4 章所述,抑郁症的患病率在过去 30 年间有所上升,尤其是在年轻人中。我们该如何解释这一现象呢?这项任务有着出人意料的挑战性。部分原因在于现代环境中同时存在着许多可能会造成抑郁症患病率上升的因素,这些因素包括政治变化、经济变化和文化变化等。而生活并非可以控制变量的实验,我们很难确定哪些因素与抑郁症患病率的上升有关,哪些无关。

在帮助研究人员把精力集中在一些可能导致当代抑郁症患者数量激增的关键因素方面,基于情绪科学视角的研究方法可能十分有效。这种方法考虑了情绪系统的主要功能目标、情绪的影响因素,以及人类改变这些因素的方式(这些方式通常是戏剧性的)。尽管这种方法不一定能为抑郁症的流行提供一个权威、详尽的最终解释,但我相信研究人员通过这种方法还是得到了一些有说服力的结果的,过去是如此,现在也是如此。想要了解更多有关细节的读者可以参阅我的另一本书《深渊:抑郁流行的进化根源》(*The Depths: The Evolutionary Origins of the Depression Epidemic*)。

重要的是要记住,情绪是一种原始的心理反应,根植在我们的天性里,具有适应功能。即使在今天,各种各样的情绪依旧对我们有很大的益处。问题在于,我们的情绪系统是否能够完全适应现代生活。在短短几百代人的时间里,人类几乎占据了整个地球,建造了城市,发明了颠覆早期人类想象的技术。

10　为什么会出现抑郁症的流行？

我们的物质和文化环境一直发生着令人目眩的飞速变化,尤其在近几十年间,变化速度更快,超过了我们的神经系统的进化速度。现代生活环境使人们更容易陷入低落的情绪中。我们的神经系统还停留在过去,可能难以适应当前节奏更快、刺激更多的现代生活。

简而言之,现代生活环境会损害我们的情绪系统。实际上,这意味着随着时间的推移,会有越来越多的人陷入低落情绪,而这种低落情绪的流行会直接演变为抑郁症的流行。随着越来越多的人在低落情绪的泥潭中挣扎,数百万人徘徊在更严重的抑郁症的边缘。在一些因素的影响下,低落情绪很容易发展成更严重、更令人痛苦,甚至会引起失能的抑郁症。对一些人来说,是逆境,比如工作中的麻烦导致了这一转变;对另一些

遭受逆境可能会增加罹患抑郁症的风险

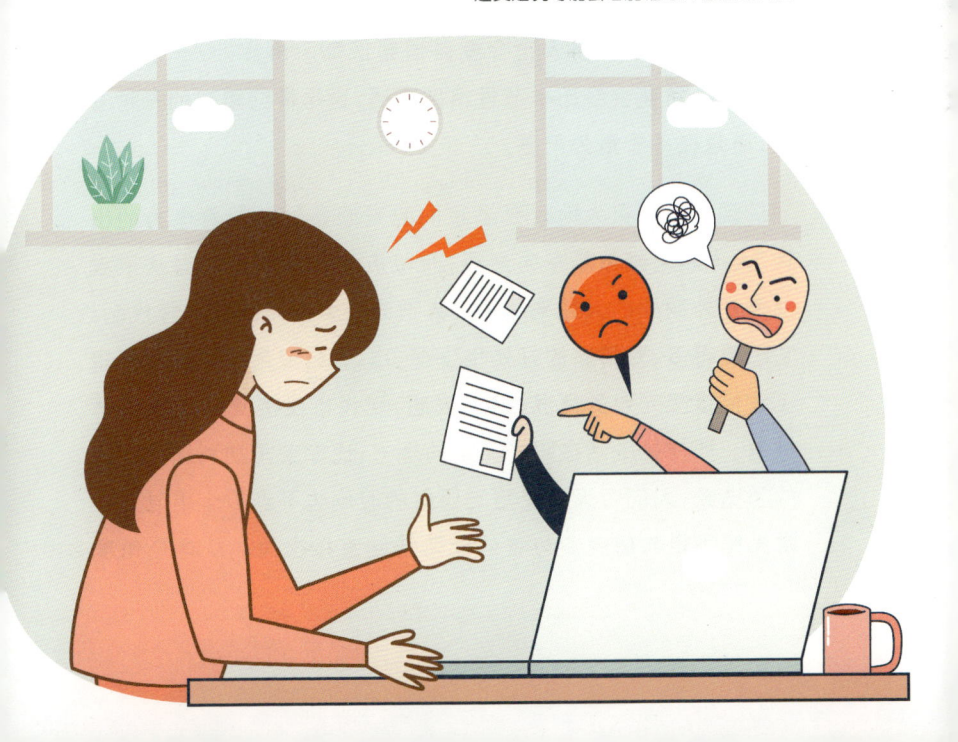

人来说,是生理上的抑郁症易感性导致他们坠入疾病深渊;而对其他一些人来说,是消极的思维模式与环境共同作用,在他们体内埋下了抑郁症的种子。

现代生活是如何扰乱情绪的?

现代生活对人类的情绪状态造成了严重破坏。一个典型的例子是光照模式的改变。光照很重要,因为我们身处不停自转的地球上,经历着每24个小时为一个周期的昼夜交替循环,而我们的情绪系统正是在这样的环境背景中进化的。人类主要在日间活动。对我们的祖先来说,寻找食物或其他物资的最好时机是在光线明亮的白天(在月光下找到可食用的浆果或追踪水牛可太需要运气啦)。我们在白天自然也比在晚上更加警觉。光照和情绪之间存在联系,相应地,当季节变化导致白天时间变短时,许多人也会变得情绪低落。事实上,一些特别敏感的人可能会经历季节性情感障碍,这是情绪障碍的一种亚型,通常在冬季最为严重。

现代技术极大地改变了我们的光照条件。随着电力的出现,人类越来越依赖室内光线,而城市化的发展也使得从事农业等户外职业的人越来越少。人造光是太阳光的拙劣替代品:它暗淡得多,对情绪的好处也少得多。有研究用小型设备测量了人们接受光照的情况,结果表明,现代市民接受的光照是不够的。即使是生活在阳光充足的地方,比如美国加利福尼亚州的圣迭戈,人们每天接受阳光照射的时间也不到1个小时。日常光照不足与研究参与者的低落情绪直接相关。从这个角度来说,人类的聪明才智无意中把自身带入了不利境地。

现代照明环境还可能扰乱我们的作息规律,影响睡眠,这是它影响情绪的另一种方式,而良好的夜间睡眠对情绪是非常重要的。我们喜欢人造光本没什么不妥,但问题是,我们接受光照的时间不对。我们在晚上接受人造光的照射,而不是在白天接受(我们的情绪系统所喜欢的)太阳光的照射。我们的情绪节律和睡眠-觉醒周期受到生物钟的调控,而电视、平板电脑或手机屏幕发出的人造光会严重扰乱我们体内的生物钟。人造光本质上是欺骗人体保持清醒,从而让人类推迟入睡时间的光线。这种光线不仅会扰乱生物钟,而且与导致入睡时间延迟的心理刺激活动有关。无论是发短信、看剧还是打游戏,在发光设备上进行的活动都可能会让人夜不能寐。总的来说,夜间过多的光照和与光照相关的活动,使得睡眠质量差成了极为常见的问题。

睡眠调查数据显示,现代人普遍睡眠不足;据估计,现在人们每晚的睡眠时间比1900年平均少了90分钟。年龄在13岁至64岁之间的美国人中,有超过40%的人表示他们很少或从未在工作日晚上睡过好觉,而三分之一的年轻人可能长期处于睡眠不足的状态,这是非常令人担忧的。你可能有这样的经验,当你睡得不好时,情绪也会变得低落。与这一普遍经验一致,睡眠相关领域的科学家已经发现,睡眠质量下降、睡眠时间减少与醒着时情绪低落的倾向之间具有紧密联系。

社交媒体扮演了什么角色?

到目前为止,我一直委婉地将人类的情绪变化归咎于现代技术。我们对科技的责怪是否过于急切了？把科技当作所有社会弊病的替罪羊这一观念由来已久，可以追溯到卢德分子摧毁工厂机器的时代。近年来，最受诟病的技术之一是广为流行的社交媒体，如照片墙。这些社交媒体与许多社会弊病有关，包括公众话语权失衡、霸凌、进食障碍患病人数不断攀升，甚至大规模的暴力行为等。所以，如果说社交媒体的使用也与当代抑郁症的流行有关，这也许并不让人觉得奇怪，可这种说法有根据吗？

人们越来越多地使用社交媒体，从而推动了抑郁症的流行，这似乎是合理的。如前所述，情绪系统密切监测着我们的社交世界，包括我们主要人际关系的状态以及他人对我们的看法等。社交媒体的兴起当然会对人们的情绪状态产生影响，因

社交媒体与许多社会弊病有关

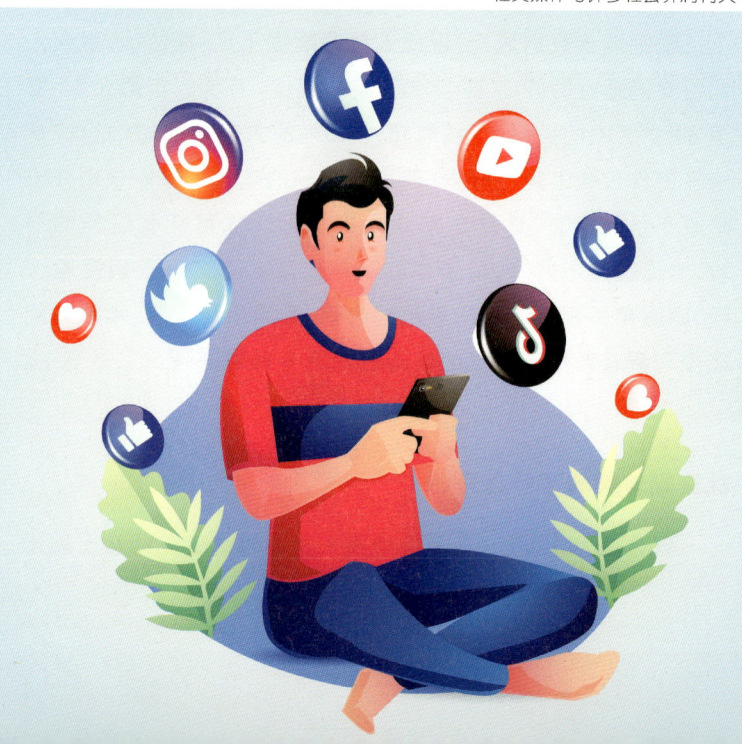

为这些社交媒体已经在短期内改变了人们的交流方式和场所，使得网络世界中的交流与感知变得与现实生活中的一样重要，甚至更加重要。例如，根据近期的一项研究，自2012年以来，美国青少年花在社交网站上的时间增加了62.5%。随着近年来传染病的大流行，人们将社交生活转移到线上的趋势进一步增强了。

根据最近的研究综述，使用社交媒体可能对情绪有害：研究人员收集了所有相关研究的信息，并进行了荟萃分析，结果表明，那些在社交媒体上花费更多时间、查看社交媒体账户频率更高的人表现出的抑郁程度也更高。值得注意的是，抑郁症还和更高的把自己与他人进行比较的倾向有关，这可能是社交媒体带来的主要害处之一。

但这些研究结果并不能证明使用社交媒体会让你更加抑郁。事实上，在回答社交媒体和抑郁症之间关系的确切本质的同时，这些研究也提出了很多问题。社交媒体上是否存在对情绪有害的东西？还是说这些社交媒体本身并不会对情绪产生不利影响，但却因为人们使用不当而促使抑郁症发生？又或者是否仅仅是因为那些在情绪旋涡中挣扎的人特别喜欢使用这些社交媒体？最有说服力的观点之一是照片墙等社交媒体助长了人们的攀比心理。从这个角度来看，人们使用这些社交媒体是为了不断记录自己的"高光时刻"。人们通过发布度假照片、新买的东西、朋友聚会等内容，在社交媒体上展现自己的幸福与快乐，而生活中更平凡的部分基本上被剪辑掉了。当人们不可避免地将自己的生活与社交媒体上的其他人所展示的富足、有吸引力、受欢迎的生活进行比较时，社交媒体就可能会对人们的情绪产生不利影响。这种倾向于羡慕他人展示的精彩生活并与之进行比较的行为被称作上行社会比较。这一行为可能有助于解释为什么过度使用社交媒体与情绪低落及抑郁症有关。社交媒体的使用可能会带来持续的情绪压力,当人们过多地使用社交媒体时,他们会感觉更糟,但同时他们也会强迫性地想要继续使用社交媒体,进而使得情绪状态进一步恶化。

人们对社交媒体的持续使用也有可能正在改变文化,从而导致情绪低落。经常在社交媒体上查看别人的优越生活可能会对我们的情绪产生不利影响,因为这改变了我们对正常情绪的固有认知。这一概念被称为元情绪,涉及人们对情绪的认知,包括对什么是正常的、应有的感觉的看法。在某种程度上,我们的现实生活是通过社交环境构建的,在社交媒体上查看别人的幸福生活可能会导致人们错误地以为,其他人的生活比他们实际上拥有的更幸福。认为自己不如别人快乐是攀比心理带来的另一个不幸之处。

最后,既然存在人们愿意在社交媒体上分享的事物,自然也就存在人们不愿意在社交媒体上分享的事物。那些人们不愿意(或不能)分享的事物也会对抑郁症产生影响。为了打造那种精心策划的完美生活形象,人们可能会迫使自己在社交媒体上和现实生活中都隐瞒自己的抑郁症病情,从而给自己带来更大的压力,并失去原本可能会得到的社会支持。如果人们的社交互动越来越依赖于社交媒体,而社交媒体上又没有足够的空间供人们讨论情绪低落状态和抑郁症,那么不难想象,那些情绪低落的人最终可能会感到更加孤独,这就为抑郁症的流行增加了新的风险。

幸福至上文化的危险性

社交媒体也可能象征着一种更大的文化转变——对幸福至上文化的痴迷。具有讽刺意味的是,这种痴迷可能是推动抑郁症流行的另一个因素。纵观人类历史,从没有哪个时期像现在这样,有如此多的关于如何变得更幸福的建议——精神上的、医学上的、心理学上的、民间偏方类的建议。近15年来,探讨幸福以及如何提升幸福感的心理学书籍和科普书籍越来越多。这些资源本应为人们筑起对抗抑郁症的堡垒,然而事实可能恰恰相反。主流文化对于我们应该拥有什么样的感受提出的诸多建议,虽然毫无疑问是出于善意的,但却可能会加剧抑郁症的流行。

调查数据显示,西方人特别重视体验强烈的积极情绪状态。例如,澳大利亚人和美国人倾向于认为,快乐、喜爱等积极情绪状态更值得追求,也更有益。追求最大程度的幸福有什么错呢?直觉可能会告诉人们,越重视自己的幸福就会越幸福。然而,当代心理学研究表明,这种直觉是错误的:把幸福作为目标可能会适得其反。人们会习惯性地问自己"为什么我不能更幸福呢?",并想要追求一种难以达到的情绪状态,究其原因,可能正是这种不切实际的情绪目标日益增多。我们想要的感受和实际感受之间的差距越来越大,由此引发的长期不满会滋生抑郁情绪。

加利福尼亚大学的艾里斯·莫斯(Iris Mauss)及其同事开展了一系列相关研究,为上述幸福感的差距提供了强有力的证据支持。这些研究人员发现,最看重幸福的人实际上是最抑郁的,也最难以获得幸福。由此说来,变得更幸福的目标似乎与其他目标不同,比如学会弹钢琴——如果你专注于此,坐在钢琴前多加练习,你就会离目标越来越近。相反,对于更幸福的强烈追求可能更像是在跑步机上跑步,你跑得越快,幸福也溜得越快。

当然,没有人想沉湎于抑郁情绪之中,然而如果我们的文化不再过于看重那些所谓的积极情绪,那么我们的幸福感可能会更强。有证据表明,当一个人为自己设定不切实际的情绪目标时,他会更难接受或容忍焦虑、悲伤等负面情绪体验。奇怪的是,从长期来看,能够接受负面情绪——而不总是努力让它们消失——似乎反而能让人感觉更好。有一种理论认为,当人们接受负面情绪时,人们对其的关注会减少,做出的相关负面评价也更少。包括接纳与承诺疗法在内的一些心理治疗方法,其明确目标之一就是帮助人们提高他们接受负面情绪的能力。与这一目标相一致的是,那些"接受"负面情绪的能力更强的人,日后出现抑郁症症状的可能性更小。

年轻人:抑郁症大流行的未来?

不幸的是,对于前文提到的所有因素——无论是晚上使用电子产品、睡眠不佳、过度使用社交媒体、进行上行社会比较,还是对幸福抱有不切实际的期望,年轻人都处于"旋涡"的中心。这些因素的影响在年轻人群体中不断汇聚,成为该群体中抑郁症多发的可能原因。抑郁症集中出现在年轻人群体中,这是抑郁症流行最令人不安的征兆之一。对年轻人来说,抑郁症的危害性尤其大。此外,在其他条件相同的情况下,抑郁症发病时间越早,预示着未来抑郁症复发的可能性更高。

当然,过去发生的事情并不能完全预示将来会发生什么。我们观察到的抑郁症流行趋势可能不会一直持续下去。我们也不应该宣称某一代人会就此迷失自我。当今这种追求完美的"情绪风暴"可能会消退,抑郁症的发病率可能会趋于稳定,甚至下降。在未来,科技可能会成为情绪的朋友而非仇敌。也许有一天,科学家能够利用基因组中的信息为人们提供个性化的情绪治疗。随着人工智能的发展,也许未来每个拥有智能手机的人都将可以获得一流的心理疏导。此外,也许未来会有很大一部分人开始厌倦并远离社交媒体,同时也远离在社交媒体上肆虐的攀比心理。

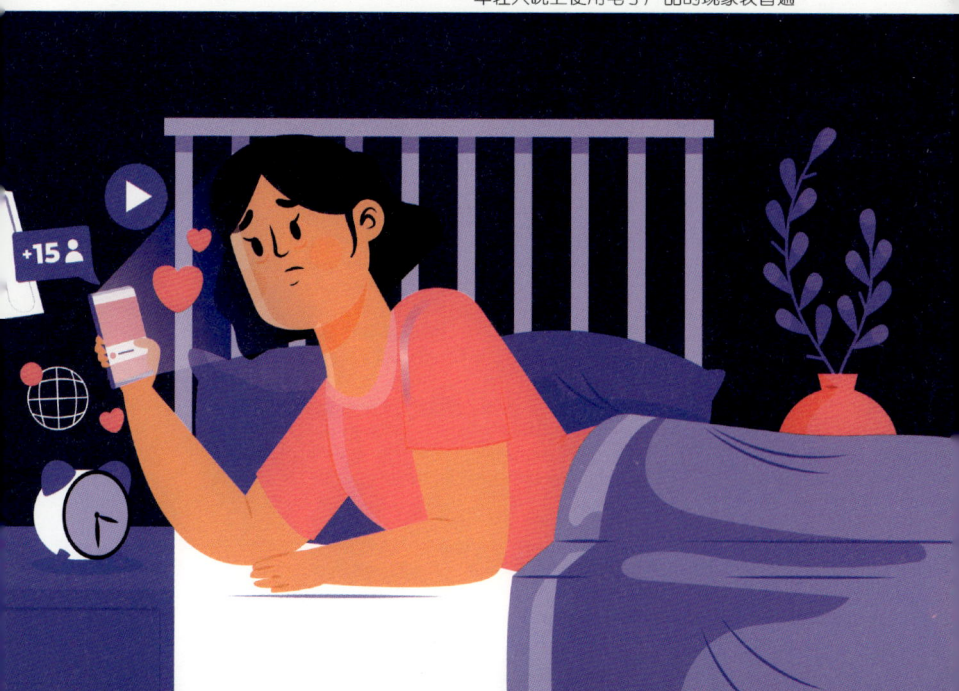

年轻人晚上使用电子产品的现象较普遍

即使我们身处的世界存在着许多容易对情绪产生不利影响的因素，即使抑郁症依旧是一个突出的心理健康问题，我们也不必感到绝望，我们仍然可以通过采取一些行动来更好地管理自己或家人的情绪，正如后文我们会继续讨论的那样。

第三部分

抑郁症的治疗

11　抑郁症患者的治疗选择有哪些？

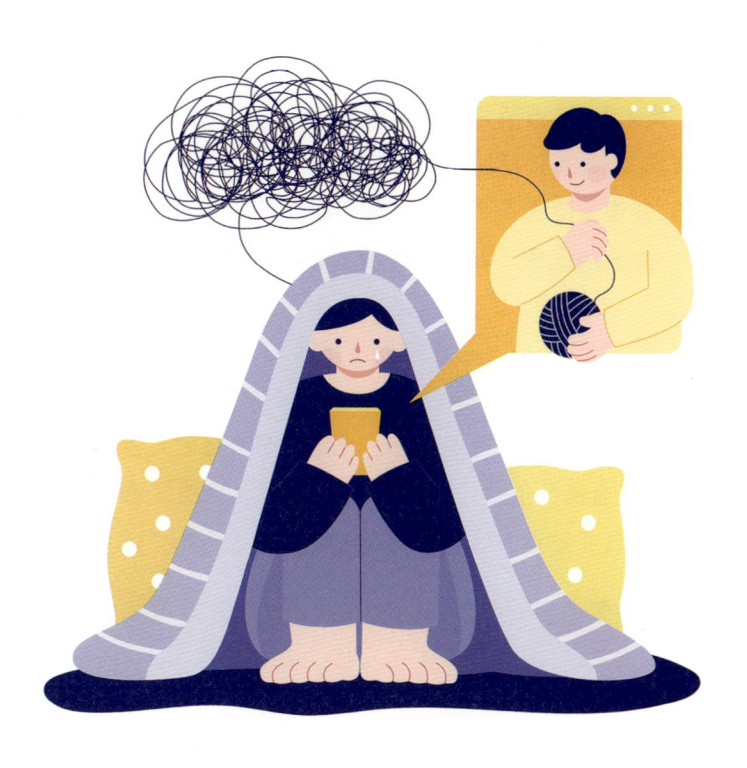

抑郁症的有效治疗方法有哪些？

考虑到抑郁症会使人衰弱，你可能会觉得大多数饱受抑郁症折磨的人会去寻求专业帮助，但事实远非如此。2010年发表的一项针对15000多名美国成人开展的，名为"美国的抑郁症诊疗：寥寥无几"(Depression Care in the United States: Too Little for Too Few)的全国性研究发现，在过去的一年中，仅有大约一半正在饱受抑郁症折磨的人接受了治疗。最令人不安的是，只有五分之一的抑郁症患者接受了符合专业指南推荐的治疗。这意味着，即使抑郁症得到了治疗，也往往存在治疗不足或采用了未经证实的治疗方法等问题。

毫无疑问，造成这一惨淡局面的原因多种多样。对一些患者来说，接受抑郁症或是其他任何精神健康问题的治疗都是可怕的，就像冒险进入了一个神秘的黑匣子。另一些患者可能会认为，接受治疗意味着他们无法独自解决抑郁症问题，并因而拒绝寻求专业帮助。此外，治疗成本——无论是真实发生的还是患者主观认为的——也可能是原因之一。最后，患者可能只是缺乏进行治疗所必备的知识：他们不知道哪种治疗方法有效，以及如何获得这样的治疗。考虑到患者会因为各种原因而无法接受合适的治疗，本章将对抑郁症的治疗方法进行简明扼要的概述，并重点关注那些最有效的治疗方法。

首先要说明一点，关于抑郁症的治疗，有好消息也有坏消息。好消息是：抑郁症确实是可以治疗的。事实上，海量的研究显示多种治疗方法（我们重点介绍三种主要的治疗方法）能有效地减轻抑郁症症状。坏消息是：即使是最有效的治疗方法也不能被视为治愈方法。平均而言，治疗只能部分缓解抑郁症症状。正如汽车广告中经常提到的那样，"您的里程可能会有所不同。"就抑郁症治疗而言，该里程可能是"完全缓解"，也可能是"收效甚微"，在某些情况下甚至是"病情恶化"。没有一蹴而就的治疗方法，从抑郁症中恢复需要循序渐进。

本章将重点介绍三种最为成熟的治疗方法。我们称它们为"三巨头"。

认知行为疗法

认知行为疗法是可用于抑郁症患者的一种心理治疗方法。人们针对这一疗法开展了超过40年的研究，研究证实了它的疗效——约一半或一半以上的抑郁症患者在接受认知行为疗法治疗后症状显著减轻（症状减少了一半或更多）。认知行为疗法建立在这样一个命题上：抑郁症从根本上是由错误的想法和思维模式引起的。认知行为疗法的首要目标是帮助患者识别他们的消极思维模式和习惯。一旦患者意识到了这些消极思维模式和习惯的存在，治疗师就会提供一系列练习，鼓励患者改变它们。

认知行为疗法是一种结构化的心理治疗方法。这反映在以下三个方面：从业者接受特定的培训、从业者使用手册来指导治疗过程、从业者需遵守8~16次治疗中实现特定目标的时间限制。

认知行为疗法涉及哪些内容呢？认知行为疗法通常涉及具体的治疗活动和家庭作业，这意味着患者的治疗不仅仅体现

在预约的面诊中。在认知行为疗法治疗中患者将:

(1)学会在特定情况下追踪自己的情绪和想法;
(2)做一些练习来挑战自己的固有思维;
(3)获得应对自己的消极想法的新方法;
(4)更好地了解抑郁症的"触发器"。

相比你可能看过的关于心理治疗的卡通视频里的画面——一个人躺在沙发上,对着一位冷静的治疗师沉思梦境或回忆童年早期经历,之后由治疗师给出睿智的解读,认知行为疗法是不同的。这种不同在于,认知行为疗法是实用型的(修正患者的认知)、协作型的(治疗师随时分享治疗细节)、实践型的(患者做家庭作业练习)和以结果为导向的(患者希望在几周内看到疗效)。对于许多人来说,认知行为疗法的这些特性令人耳目一新。

人际心理治疗

自20世纪70年代以来,人际心理治疗作为一种治疗抑郁症的方法得到了广泛而积极的评价。它的功效被证明和认知行为疗法相似。尽管人际心理治疗有着良好的治疗效果,很多人却并不了解它。人际心理治疗重点关注人们(包括抑郁症患者)如何在社会关系中发挥作用。人际心理治疗的前提是,患者的抑郁症症状通常源于与他人交往过程中产生的问题或困难。自然而然地,人际心理治疗是从对抑郁症患者的社交世界进行评估开始的,并且治疗师在评估过程中的发现可以告诉他们在随后的治疗中要跟进的重点。举例来说,对于一位患者来说,亲人去世带来的悲痛可能是最突出的治疗重点;对于另一位患者来说,与不断变化的社会角色(例如,一个年轻人离开家去上大学)做斗争至关重要;对其他患者来说,核心问题可能是重要的社会关系中充满了冲突(例如,婚姻关系冲突)。

在人际心理治疗中,患者需要做到以下几点:

(1)评估自己的人际关系和人际关系模式的健康状况;
(2)认识自己的人际关系和感受之间的联系;
(3)和治疗师一起来识别和改善一个最重要的人际关系主题。

像认知行为疗法一样,人际心理治疗也是结构化和有时间限制的,其治疗疗程通常为12~16周。此外,与开展认知行为疗法的治疗师类似,相较于在久远的过去可能发生过的事情,开展人际心理治疗的治疗师对当下(患者现在的人际关系)更感兴趣。接受人际心理治疗的过程一般会是一次令人愉快的体验。一个训练有素的治疗师会展现出同理心,并让患者感到自己是被理解的,同时能够帮助患者处理人际关系问题。人际心理治疗中常见的活动包括帮助患者提升他们在人际交往中明确表达自己的需求和愿望的能力;帮助患者了解愤怒是一种正常的情绪,并学会以更有建设性的方式表达愤怒;鼓励患者承担合理的社会风险,并提高自己应对社会隔离或不令人满意的社会关系的能力。

药物治疗

抗抑郁药物是指用于帮助减轻或控制抑郁症症状的一大类处方药物。虽然有些药物是新型药物,但大多数药物已经使用 50 多年了。抗抑郁药物通常需要服用 2～4 周才能起效,可能需要服用长达 12 周才能完全起效。在医生的帮助下,一位患者可能需要尝试不同的剂量或者不同种类的药物才能找到最适合自己的治疗方案。虽然抗抑郁药物不是"万能药",但是这些药物有着广泛的使用记录,并且有充分的证据表明,很多患者都能从中获益。

在抗抑郁药物治疗中患者会经历以下过程:

(1)患者的身体健康状况会得到评估;

(2)患者的抑郁症症状会得到评估;

(3)患者将从起始剂量开始服药,后期医生会根据是否存在药物副作用及是否观察到治疗反应来决定是否调整药物剂

在人际心理治疗中,治疗师会帮助患者了解愤怒是一种正常的情绪

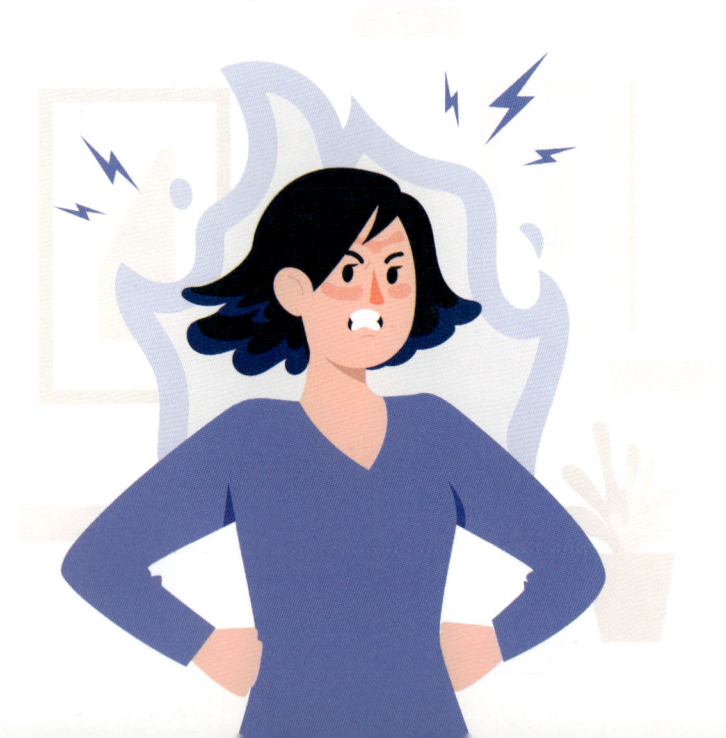

11 抑郁症患者的治疗选择有哪些？

量或更换药物；

（4）医生将定期监测患者的症状，并根据患者的症状是否改善来决定是否调整药物剂量或更换药物。

有时，药物治疗会与某种形式的心理治疗相结合，心理治疗可由开具处方的医生或其他心理健康专业人士提供。

美国食品药品管理局（Food and Drug Administration, FDA）已经批准了 20 多种抗抑郁药物，其他国家也有类似数量的已获批上市的抗抑郁症药物。可供选择的抗抑郁药物众多，这就引出了患者应首选哪种药物的问题。有点令人沮丧的是，抗抑郁药物的选择在很大程度上仍然是一个反复试错的过程。在选择抗抑郁药物时，医生会考虑患者之前服用过的抗抑郁药物的类型、这些药物的潜在副作用、患者可能存在的其他健康状况、意向选择的药物和患者正在服用的药物之间的潜在相互作用，以及用药成本等因素。随着治疗的进行，潜在的药物组合的数量会变得十分庞大，因为医生可能不仅考虑开具单一药物的处方，还考虑开具多种药物组合的处方（称为增强策略）。精神病学研究的一个重要方向是如何更有效地将患者的特点与最有效的药物选择进行匹配。然而，相关研究结果仍存在一定的不确定性。这就使得医生需要在很大程度上依靠他们的临床经验来做出决定。

药物治疗的持续时间差异很大。临床研究通常在短期（如12 周）内评估药物的疗效。对于那些治疗起效的患者，医生通常会建议他们继续服用药物，即进行"维持治疗"。一些对患者进行了一年或更长时间的追踪的研究发现，持续服用抗抑郁药物可以为抑郁症患者提供一些保护，并防止抑郁症复发，这为维持治疗提供了证据支撑。对于经历了多次抑郁症发作的患者,许多健康专业人士会建议他们长期(甚至终身)维持抗抑郁药物治疗,以防止抑郁症复发。终身服药显然是一个重大决定——在长期服药后停药也是如此。事实上,有新闻报道和部分研究表明,突然停止服用抗抑郁药物可能会产生不良影响,包括增加抑郁症复发的风险。

关于抗抑郁药物疗效的早期理论认为,这些药物通过改变神经递质活动,即"纠正化学失衡"来减轻抑郁症症状。这些早期理论并没有很好的证据支持,科学家正在构建更复杂的模型来解释抗抑郁药物为何起作用。最后,不变的一点是,抗抑郁药物通常有助于改善抑郁症症状,这往往也是所有患者迫切想知道的。

其他重要的治疗方法

除上述治疗方法外,人们对抑郁症的其他治疗方法知之甚少,其中一项重要的治疗方法是电休克疗法。电休克疗法的公众形象不佳,被讹传为"电击疗法",甚至在流行影片(如《飞越疯人院》)中被描绘成一种酷刑。平心而论,电击是一个可怕的概念。在过去,电休克疗法有时会被滥用。尽管如此,电休克疗法的污名化也是没有根据的,因为现代研究证据支持它作为一种安全的(主要的危险是与麻醉相关的风险)、经过充分研究和良好控制的治疗方法被使用,特别是用来治疗重度或者难治性抑郁症。电休克疗法通常以6～12次治疗为一个疗程,治疗可能会诱发短暂的癫痫发作。电休克疗法可以用于住院患者,也可用于门诊患者。电休克疗法的缺点包括治疗强度大、费用高、可能会导致认知方面的副作用(例如,丧失有关治疗前后事件的记忆)等。电休克疗法的一大优点是它比抗抑郁药物起效快,当患者或他们的亲友迫切需要帮助时,起效速度快显然是很有吸引力的。

在关于更快速起效的医学治疗的讨论中,其他有前景但未得到充分验证的治疗方法也值得一提。第一种是经颅磁刺激,这是一种通过利用磁场刺激大脑内神经细胞来改善抑郁症症状的非侵入性治疗方法。第二种是氯胺酮,这是一种通过静脉滴注或鼻腔喷雾来实施治疗的药物。目前,围绕氯胺酮有很多热议,因为这种药物的衍生物艾司氯胺酮(鼻腔喷雾剂)已被美国食品药品管理局批准用于难治性抑郁症。有关经颅磁刺激和氯胺酮疗效的数据没有本章中提到的其他治疗方法那么成熟完善。在其他治疗方法无效的情况下,经颅磁刺激和氯胺酮都是可以考虑的备选治疗方法。但在它们成为被广泛使用的抑郁症治疗方法之前,我们还需要克服成本和可获得性问题。

最后,有些情况下,抑郁症患者可以从住院治疗中受益。一般来说,当患者的抑郁症症状非常严重、患者被认为具有伤害自己或他人的高风险或其他多种治疗方法均无效时,应考虑住院治疗。医院可以为抑郁症治疗提供良好的环境,因为医院对抑郁症患者而言是安全的地方,在医院里,他们既可以接受更深入的治疗,也可以得到更完备的治疗监测。抑郁症患者的住院时间有很大差异(从几天到几周甚至几个月不等),但随着医院成本压力的增加,住院时间一般会缩短。患者获得住院治疗的难易程度也有很大差异,这取决于医疗服务的可及性、提供和管理医疗服务的方式以及有关的法律法规。

不同的抑郁症治疗方法效果如何？

抑郁症的治疗前景尚不明朗。一系列令人印象深刻的成熟治疗方法已被证明可以减轻抑郁症症状。然而，战胜抑郁症似乎依旧遥不可及。没有哪一种治疗方法能像维生素 C 战胜坏血病一样彻底战胜抑郁症。现有的抑郁症治疗方法更像是帮助患者控制抑郁症症状，并使这些症状随着时间的推移不断减轻的工具。也许最令人沮丧的是，即使我们对抑郁症的治疗方法了解甚多，我们通常也无法提前确定哪种治疗方法对任何特定的个体来说效果最好，而这往往也是抑郁症患者和他们的家人最想知道的。

医院可以为抑郁症治疗提供良好的环境

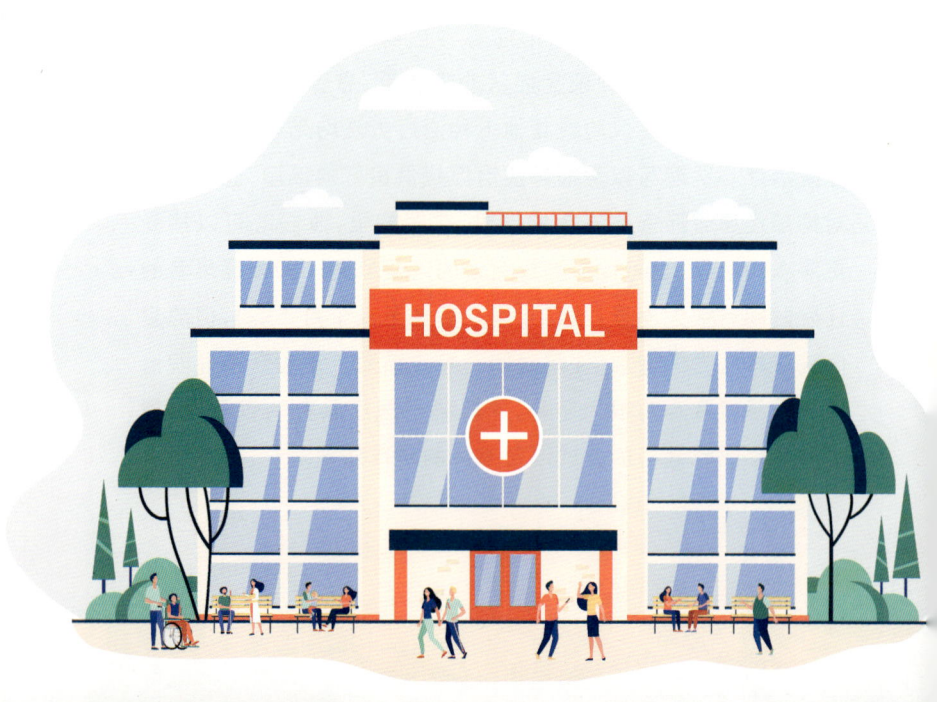

我们的认知中存在着这些令人沮丧的空白,从某种程度来说这是可以理解的。对抑郁症治疗方法的研究是一项极其耗费资源的工作,需要投入大量的时间、资金和人力。所以,一项好的关于抑郁症治疗方法的研究,即使是单一模式的,也堪称一项成就。至今很少有直接比较不同治疗方法的大规模研究——这些研究可以证明哪种治疗方法可能是最好的,或者对某个特定患者亚群来说是最好的。不幸的是,现存仅有的大规模研究,如美国国家心理健康研究所的抑郁症治疗合作研究计划,也没有得出决定性结论。相反,参与其中的科学家就结论的各个方面争论了几十年。因此,现有的结论平平无奇:很多治疗方法都可以帮助抑郁症患者,但我们不一定知道哪种治疗方法是最好的。

但如果从情绪科学的角度来看,这种平平无奇的结论也是有意义的。情绪科学观点的一个基本原则是,情绪系统是开放的,可以接受多种输入。正如我们所强调的导致抑郁症的不同途径一样,通过治疗,我们可以看到"硬币"的另一面,即也有很多不同的途径可以摆脱抑郁症。系统地改变不合理认知(认知行为疗法)、改善人际交往能力(人际心理治疗)和平衡大脑中的化学物质(服用抗抑郁药物)都是已经过验证的途径之一。令人欣慰的是,我们已经知道这些途径的存在,并且知道我们可能会发现更多途径。在感到抑郁症难以承受或看不到头时,知道这一点会让人更容易坚持下去。

抑郁症患者该如何选择治疗方法?

要想知道该尝试哪种治疗方法,患者需要进行综合考量。在了解了各种可能性之后,患者可以试试他们感到最舒服的治疗方法。在现实世界中,治疗的成本和可及性也是重要的考虑因素。在找专业人士进行初步咨询后、决定进行治疗之前,患者首先要考虑他们是否喜欢这些专业人士、是否了解这些专业人士的治疗计划。事实上,治疗研究表明,患者喜欢并相信自己选择的治疗方法和专业人士是促进治疗成功的关键因素。

了解更多关于专业人士,如治疗师的信息,并消除对接受治疗的潜在顾虑,可以帮助患者更有信心地前进。

以下是患者在初次咨询时可以提出的问题:

(1)您从业多长时间了?
(2)您有哪些执照和证书?您属于哪个专业组织?
(3)您的收费标准是多少?您的弹性收费选项有哪些?
(4)您接诊过多少和我情况类似的患者?您上一次对与我情况类似的患者开展治疗工作是什么时候?
(5)可否描述下您理想中患者的样子?
(6)可否告诉我在治疗中我会遇到什么情况?

在接受治疗时,患者应尽最大努力抵制抑郁症的宿命论和被动性的牵引。如果患者能积极地照顾自己,那么他们将会得到最好的治疗结果。毕竟,这是患者自己的情绪。人们通常认为情绪管理是一个非此即彼的命题,要么选择咨询专业人士,要么选择孤军奋战。从长远来看,患者可以考虑双管齐下——既从训练有素的专业人士那里获取有用的信息,也尽自己所能地管理自己的情绪(见第12章)。

抑郁症患者常常对改变治疗方法感到焦虑。这种焦虑的产生是很自然的。作为更积极的治疗方法的一部分,患者应该对治疗保持耐心,同时做好在必要时更换治疗方法的准备。例如,如果患者已经尝试了一种治疗方法2个月或更长时间,但病情并没有好转,患者应与负责其治疗的专业人士就这一情况进行坦率的讨论。理想情况下,更换治疗师等专业人士或治疗方法的决定最好是由双方共同做出的,但最终患者才是那个要做出最后决定的人。

怎样找到一位有胜任力的抑郁症治疗专业人士?

找到一位在治疗抑郁症方面经验丰富的优秀专业人士并非易事。抑郁症患者及其家人可参考以下建议:

(1)口碑是找到一位优秀的专业人士的可靠方法。患者的朋友或家人可能会有推荐人选,或者患者的主治医生可能会提供初步的转诊意见。

(2)联系当地医学院的精神卫生学院或者大学的心理学系,询问其是否可以推荐在治疗抑郁症方面经验丰富的临床医生。

(3)联系当地的医院来获取心理健康诊所的相关信息或请医院推荐精神科医生。

(4)全国性的心理健康组织也可以提供有执照的心理服务提供者的推荐名单。

(5)如果患者明确知道自己想尝试人际心理治疗或认知行为疗法来治疗抑郁症,那么使用这些术语进行网络搜索或许有助于他们在当地找到受过相关培训的治疗服务提供者。

(6)如果费用或保险范围是患者所担心的问题,那么患者可以去当地的老年服务中心或社区心理健康诊所看看。这些地方通常会提供按比例收费的治疗服务,或者可以将患者转介给同样可以提供这类治疗服务的专业人士。

最后的快速动员：考虑治疗的五大理由

在遇到管道问题、白蚁侵扰或需要策划一场有趣的婚礼等情况时，人们通常会咨询专业人士，以寻求帮助。从这个角度看，面对是否向专业人士咨询心理健康问题（生活中最深刻、最重要的问题之一），有些人会感到犹豫不决，这就有点奇怪了。如果有患者还在观望或需要加油打气，在这里我们会提供应该进行抑郁症治疗的五大理由。

（1）单靠自己的力量来应对抑郁症是非常具有挑战性的。应使用你可以使用的所有工具。

（2）接受治疗是积极主动，而不是承认失败的行为表现。

（3）与抑郁症治疗可能带来的好处相比，治疗的不便和费用都显得微不足道。

（4）你并不孤单。在你之前，数以百万计的患者已经尝试过各种治疗方法，包括认知行为疗法、人际心理治疗和抗抑郁药物治疗，而且大多数患者已从抑郁症治疗中受益。

（5）你值得尝试治疗。

本章有两个基本信息。第一，抑郁症的治疗不是一蹴而就的，而是一个需要长期坚持的过程。第二，在更好地控制自己情绪的过程中，患者将发挥主导作用。如果你是一位抑郁症患者，那么你已经开始了这个过程——购买本书并阅读至此，都是你为进一步了解情绪和情绪障碍所做的努力。下一章我们将更全面地介绍抑郁症患者可以做些什么来改变情绪。

12　如果你是一位抑郁症患者,你可以为自己做些什么?

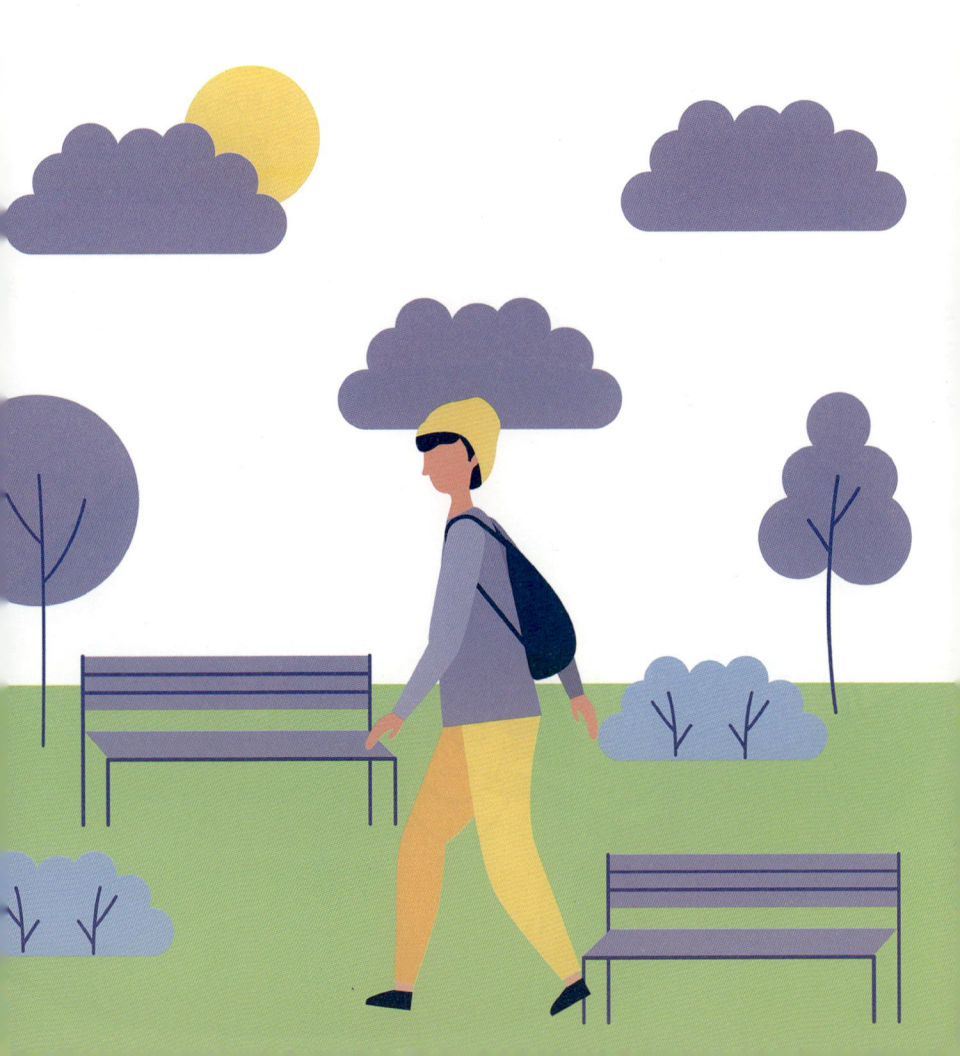

从你所在的地方开始

阅读至此，你可能仍在与抑郁症做斗争。你可能已经尝试过多种治疗方法，但觉得它们均未起作用，并且将来也不会起作用。那么你该怎么办？

你可以为自己做点什么。这是有可能的。

抑郁症患者可以做一些事情来控制抑郁症，这种说法并不意味着抑郁症患者可以完全控制抑郁症，也不意味着当抑郁症症状持续存在时，他人可以责备抑郁症患者，更不意味着改善情绪对抑郁症患者来说是一件简单的事情。这种说法仅仅意

我们不应该责备抑郁症患者

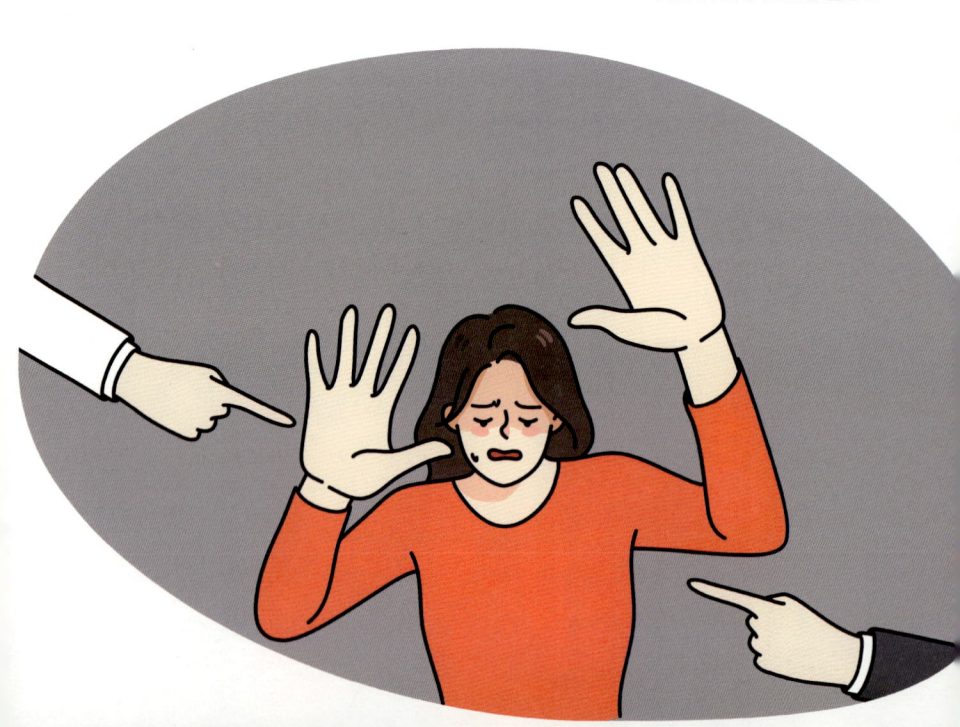

12　如果你是一位抑郁症患者,你可以为自己做些什么?

味着每个人都可以在一定的范围内调控自己的情绪,包括抑郁症患者。本章的目标是探索抑郁症患者可控情绪的范围。当然,我们也明白,这将是一个混乱的试错过程,而且不存在可以保证有效的万能策略。

第一步是从你所在的地方开始。

你现在的情绪怎么样?你可能起步就很困难。对于重度抑郁症患者而言,他们可控制的情绪的范围极为有限。对他们来说,起床、出去走一走、阅读,甚至做基本的卫生可能都非常困难。他们可能会完全远离这个世界——取消所有的约会,不接听任何电话。但即使你的情况与此类似,你也可以尝试去做一些事情。

如果你愿意,我想邀请你针对自己的情绪做个实验。相信自己,大胆尝试一下:

(1)逼自己去洗个澡;
(2)在大自然中(或只是在你家附近)散步15分钟;
(3)给朋友打个电话,或进行心理咨询预约,以寻求帮助;
(4)列出让你感激的5件事。

这些都是很小的事情。但即使你完成的只是很简单的小事,这也是一种进步。对于重度抑郁症患者而言,走出的每一小步都算是一场小的胜利。当你还是个婴儿时,你必须先会爬才会走。控制抑郁症的过程也是如此。有些日子里可能连小小的胜利都没有取得,但这也没有关系。不要因为某天的情况不好而自责。如果没有什么进展,那就祝贺你自己坚持走到了这一步。毕竟仅仅与重度抑郁症共存就称得上一项成就了。

识别并记录你每天可以做的小事来改善情绪，这看起来似乎没有任何技术含量，但这种不起眼的行动却恰恰反映了既有的抑郁症治疗方法，例如认知行为疗法的技术含量。这种盘点那些可能改善情绪的行动，然后安排未来行动的过程被称为行为激活。好消息是进行适度的行为激活是可行的，即使是在面对重度抑郁症的情况下。所以，请尝试使用它吧！

你也可能正遭受症状较轻的抑郁症的困扰，这为你提供了更多的操作空间。如果你能够集中精力，你或许能够静下心来阅读并安排一个更详细的方案来改善你的情绪。阅读一本自助书籍可能是抑郁症患者可以为自己做的第一件事。这是否值得投入时间和精力呢？

自助书籍可以帮助抑郁症患者改善症状吗？

自助方案可以指任何为个人设计的，由个人自行实施的方案，不管实施过程中是否有专业人士进行监督或协助。自助书籍的优势在于，书籍价格实惠且易于获取，并且患者可以从中找到能有效地改善情绪的结构化方案。

当自助书籍作为一种系统的方法被使用时，科学家称之为阅读疗法（bibliotherapy）。阅读疗法对于治疗抑郁症的价值取决于几个因素，其中最重要的是书籍的质量。在自助书籍区随意挑选的书目并不能保证治疗取得成功。大部分被选用的书籍采取心理学方法应对抑郁症。最常见的方法是通过练习来改变患者的认知（类似于认知行为疗法所鼓励的那样）或日常行为。

阅读疗法有效吗？根据迄今为止的研究，我们可以为之欢呼。我们很想给它更多掌声，但只有少量的研究对无指导者的阅读疗法(没有治疗师协助的阅读疗法)及有指导者的阅读疗法(有治疗师协助的阅读疗法)进行了评估。不过值得欣慰的是，现有的评估提供了初步但真实的证据——自助书籍有助于抑郁症治疗，特别是当抑郁症严重程度为轻度至中度时。可想而知，对于重度抑郁症患者来说，自助书籍的好处可能更加难以捉摸，因为对他们来说，阅读并执行书籍中复杂的建议是一个更大的挑战。

本书对抑郁症进行了概述，我希望它能为患者提供一些重要的工具和原则，帮助患者理解并采取行动改善情绪，但它并不代表一个完整、成熟的治疗方案。的确，那将是另一本书的

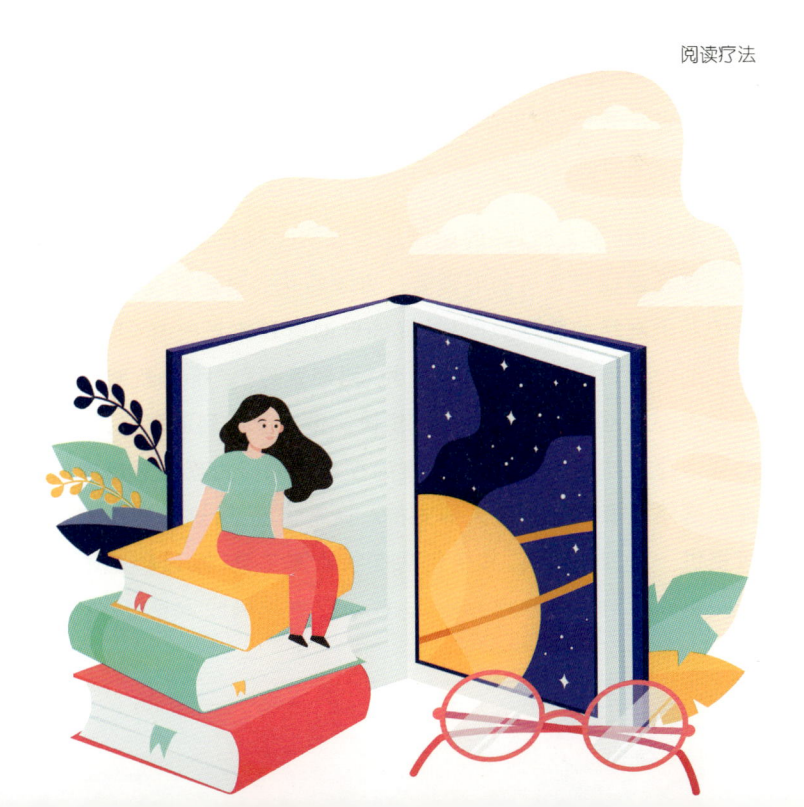

阅读疗法

内容!如果读者有兴趣了解具体的自助书籍推荐书目,请参阅本书最后的"推荐阅读"部分。让我们面对现实吧,自助书籍可能是一个雷区。我担心许多读者可能已经有过不太成功的阅读疗法治疗经历。在一个价值近20亿美元的产业中,不可避免地会出现虚假的希望和夸大其词的解决方案。但要相信,在海量的自助书籍中,总有一些是可以提供实际帮助的。

自助书籍虽然不是万能药,但却是遏制抑郁症的更广泛社会战略的一部分。考虑到抑郁症治疗不足,患者在获取正规治疗时面临治疗成本高昂和可及性低等障碍,自助书籍——因为它们的低成本和高可及性,成为增加接受帮助的患者人数的一个重要方法。

随着技术的发展,提供抑郁症自助治疗的更多途径将被打开,包括可及性更高、对用户更友好,以及(大家希望的)成本更低的途径。最终,自助书籍将不再是自助治疗的主要"传递系统"。

最接近"黄金时代"的途径是互联网上提供的自助心理治疗。这条途径将现有的心理治疗方法转化为自定进度、自我指导的基于网络的管理。同样,就像自助书籍市场一样,互联网上自助心理治疗的市场也是一片"西部荒原"。不加甄别地咨询各类心理网站并不是成功的秘诀。像前面提到的那样,采用心理治疗方法,特别是人际心理治疗和认知行为疗法治疗抑郁症的网络资源得到了最大的支持。通常情况下,这些网络资源可提供一系列的工具,其中包括症状监测工具、练习和工作手册。相较面对面的治疗方法,这些治疗方法的成本更低,在某

12　如果你是一位抑郁症患者,你可以为自己做些什么？

些情况下甚至是免费的。你不妨浏览一些相关资源,看看哪个更适合你。

毫无疑问,技术将继续发展,从而改变自助的概念和提供方式。自助信息将越来越多地出现在电脑、智能手机或平板电脑的应用程序上。这些应用程序也会越来越多,因为它们仍然是我们接触世界的门户,而且它们也被设计得越来越具有吸引力,越来越游戏化(有音乐和图形)、个性化。很容易想象,在未来,心理健康应用程序可能会主导抑郁症自助治疗进行的方式。甚至可以想象,心理健康应用程序将变得非常复杂,具有人工智能的特点,可以模拟心理治疗,甚至与之竞争。然而,就目前而言,治疗师仍不会失业。目前,很少有可用的心理健康应用程序被严格审查,而且经过审查评估的应用程序可能不会供公众下载。请自由探索这些应用程序吧,只是不要期望太多。我的建议是,将抑郁症、心理健康应用程序加入书签,作为未来 5~10 年需要关注或尝试的对象。

锻炼、睡眠及宠物的作用如何？

本书的一个主要前提是,许多因素促使人类陷入了抑郁症的旋涡。这一前提的反面也成立:有众多途径可以帮助人类走出抑郁症的旋涡。这一事实对个体层面的情绪管理有重大意义。个体不需要固守于任何一种方法。情绪自助餐中有许多菜肴,这些菜肴都是可以自选的。人们可以酌情品尝其中的一些或全部。在本节中,我将介绍一些人们使用很久且得到广泛认可的方法,以帮助情绪朝着积极的方向转变。

锻炼可能是最被低估的抗抑郁药物之一。一项针对抑郁症患者的、共纳入 39 项随机对照试验的重要综述比较了锻炼与不进行任何治疗或采用既有的治疗方法（如谈话疗法）进行治疗的效果。总的来说，证据表明，锻炼可以改善抑郁症症状。与此同时，仍然存在许多问题，包括锻炼的益处究竟有多大，最好的锻炼身体的方式是什么，以及锻炼的益处能持续多久，等等。一些证据表明，锻炼可能需要长期持续，才能维持对情绪的益处。在其他条件相同的情况下，请选择你喜欢的锻炼方式（散步、滑雪、打网球，或其他任何方式）。2016 年的一篇综述报告指出，中等强度的有氧运动以及在专业人士监督下进行的运动具有更强的抗抑郁效果。

关键是，定期锻炼很可能对你的情绪有好处。根据现今的研究，我们无法说明锻炼是否比药物治疗或心理治疗更有效。我们只知道，锻炼是改善情绪的好工具。如果可以的话，请使用它。

锻炼是一个很好的工具，部分原因是因为它是对其他改善情绪的措施的一个很好补充。也许最好的例子是锻炼是如何辅助改善睡眠质量的（白天锻炼可以提高晚上快速入睡的概率）。改善睡眠质量是改善情绪的关键途径之一，因为睡眠质量不佳是最具破坏性的情绪影响因素之一。如果夜复一夜，人们的睡眠质量一直处于不佳状态，那么睡眠问题就会笼罩着人们醒着的时刻：想象一下，新的一天刚开始，人们就已经筋疲力尽，并被消极的想法消磨了斗志，他们又怎么能应对一天中的挑战。不幸的是，人们对睡眠问题的默认回应可能会使情况变得更糟。例如，服用安眠药或喝酒可能有助于几晚的睡眠，但这并不是睡眠或情绪问题的长期解决方案。幸运的是,针对睡眠质量不佳的非药物治疗方法,越来越多地被认为对管理睡眠和相关的情绪问题有效。如果你有时间和资金与受过认知行为疗法训练的失眠专家合作,那么这可能是一项很好的投资。如果没有,自己动手解决睡眠问题也是可行的。因为认知行为疗法采用的许多治疗失眠的技术都是低技术含量的,并且可以由非专业人士来操作。

以下是从认知行为疗法角度提出的如何获得更好睡眠的相关建议(注意这些建议包含了定期锻炼):

(1)养成规律的作息习惯——每天晚上在同样的时间上床睡觉,每天早上在同样的时间醒来;

(2)睡前不要摄入酒精、尼古丁、咖啡因等刺激性物质;

(3)减少午睡时间或不要午睡;

(4)使用干净的床单和被罩;

(5)睡前洗个热水澡(这样有助于你更好地入睡);

(6)定期锻炼;

(7)床是用来睡觉的,避免在床上工作或学习;

(8)睡前不要进食(进食会刺激消化器官或膀胱,从而可能会引起兴奋);

(9)白天留出一段专门的"担忧时间",这样担忧就不会被留到睡前;

(10)控制睡眠环境(营造安静昏暗的环境,保持温度舒适)。

人类驯化各种动物的过程已经持续了几万年,人类饲养狗和猫作为宠物已经有大约一万年的历史。很明显,这里面一定有对人类来说有利的部分。世界各地的宠物主人都会信誓旦旦地说他们与他们的宠物朋友建立了情感联系。令人惊讶的是,关于养宠物和抑郁症关系的系统性知识却很少。部分原因是高质量的研究很难进行。但仍存在一些暗示性证据。我们有理由相信,养宠物可能具有舒缓情绪的作用:

(1)养宠物有助于培养我们的同情心和责任感。我们知道我们的宠物是无助的,必须依靠我们获得食物、住所和水。当我们感觉在其他方面无能为力时,养宠物让我们知道我们有能力照顾另一个生命。照顾植物也是类似的例子。仅仅这一点就可以给我们活下去的理由。

(2)养宠物可以减压。宠物是有形的生物。拥抱一只猫或狗可能会让人心情舒畅。这可以分散我们对负面想法和感受的注意力。

养宠物可能有助于舒缓情绪

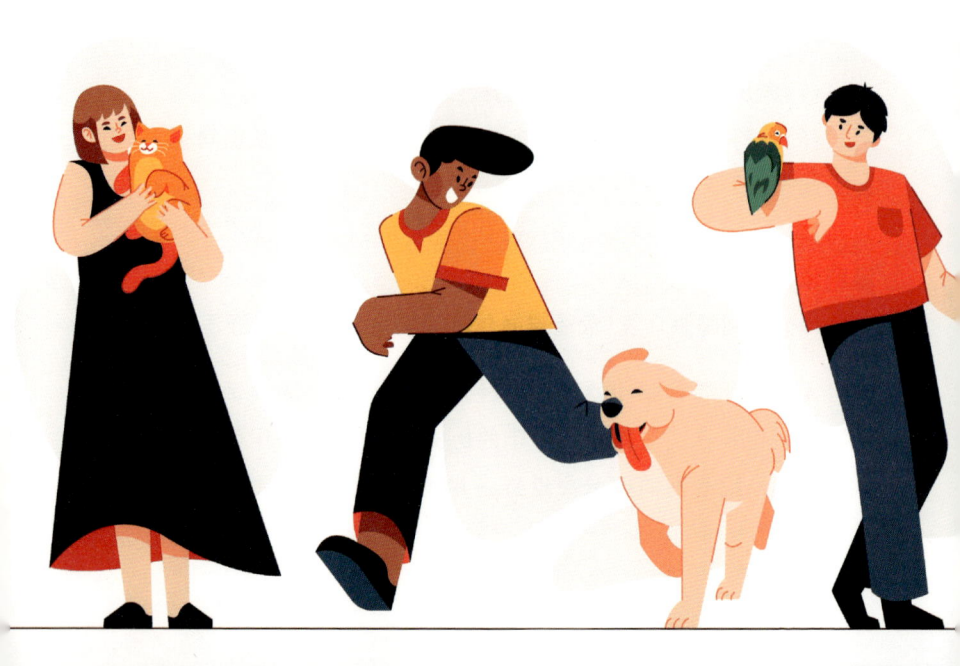

(3)养宠物可以帮助我们减少孤独感。宠物狗可以提供忠诚的、无条件的爱。当我们被其他人排斥时,它们会接纳我们本身的样子,并且它们单纯又可爱,常常做出一些"傻乎乎"的举动。

(4)同样地,养宠物可以带来更多的社交机会,比如我们可能会遇到一些想要与我们的宠物互动的人。这是很重要的,因为抑郁症患者常感到被孤立。

(5)养宠物可以促进我们锻炼身体(如前所述,锻炼身体对情绪有好处)。定期遛狗可以让我们动起来,帮助我们整理思绪,并且在我们感到茫然无措时为我们提供真实感和秩序感。

如果你喜欢猫或狗等宠物,但现在无法饲养或者暂时饲养不起也没关系,可以考虑尝试帮他人照顾宠物。除猫和狗外,照顾其他生物,比如鱼或者植物,也可以帮助你改善情绪。

怎样才能找到对抗抑郁症的秘密武器?

简要来说,你必须愿意尝试。我们已经找到了一些有助于改善情绪的策略。但为了找出所有可能的备选方案,我们有必要突破已有的认知范围。例如,某些技术和实践已经被基础研究证实对改善情绪有用,但尚未在抑郁症患者中进行细致评估。如果你患有抑郁症并感觉无计可施,你大可不必为了得到全面确凿的研究结果而等待15年。我建议你考虑更多的治疗工具,从中你可能会找到对抗抑郁症的秘密武器。探索这些工具的成本相对较低,而可能的收益却很高。只有愿意尝试才可以找出哪一种工具对你最有效。

有两个系列的行动方案可以供你考虑。第一个系列包括一步步启动一场更有爱的内在对话。让我们把这个系列称为"说得头头是道"。这些步骤非常重要,因为抑郁症会让患者过度放大内心的批评者发出的声音。强烈的负面情绪会让患者产生大量与这种情绪相一致的想法和感受。它擅长用最严厉的话语来打击易受其影响的患者。经典的话语包括"你是个失败者""没有人爱你""你将孤独地死去""你走后,没有人会想念你"等。当受到这样的指责时,患者自然会表现得更加沮丧。而许多抑郁症患者确实如此。

这就是为什么帮助你减少内心批评者声音的自我管理技巧如此重要。在启动一场更积极(或更理智)的内在对话前,你必须让这个批评者安静下来。这个过程需要时间,也需要耐心和毅力。

简单的第一步是认识到,自己内心发出的源源不断的批评声可能是一种强烈的情绪表达方式。内心的批评者并不是站在绝对真理的立场上说话的。第二步是使用特定的技巧,让你的内心平静下来。具体来说,有些人可能会觉得冥想一类的练习很有价值。

冥想练习可能听起来是一项艰巨的任务,但是你不是非要成为一位全职瑜伽人士才能从中受益。冥想练习是值得尝试的,因为它们很简单而且成本低。这些练习只需要几分钟的空闲时间和一个安静的地方。在那里,你可以进行练习,专注于你的呼吸和呼吸带来的身体感受。在 YouTube 等社交媒体上有许多免费的引导式冥想练习可供你探索。通过定期的冥想练习,你可能会发现你能更好地控制自己的注意力,当你的头脑中充斥着令人不安的想法时,你也能保持内心平静。一本可以帮助你入门的冥想书籍是陈一鸣(Chade-Meng Tan)所著的《随时享乐》(*Joy on Demand*),其中包含了一些短至 15 秒的冥想练习。

有一种特殊类型的冥想练习取得了一些支持性证据,那就是正念冥想。正念冥想似乎对缓解抑郁情绪特别有帮助。正念冥想包含一系列技巧,引导人们更多地专注于当下,而不是沉湎于过去的失败或对未来的焦虑中。在专注于当下的同时,你也成了更加中立的自己思维内容的观察者。许多正念冥想练习会教你克制对自己的思维内容做出评判或反应的冲动。通常情况下,我们倾向于给自己的想法和感觉贴上"坏"或"好"的标签或对其做出评判。而与之相反,这种冥想练习的重点是承认或接纳自己的想法和感觉。通过练习,你可以减少对自己思维流的情绪反应,并减少内心批评者的声音。对那些有兴趣学习更多关于正念冥想内容的人来说,可参阅一本关于该主题的经典书籍——马克·威廉姆斯(Mark Williams)等所著的《穿越抑郁的正念之道》(*The Mindful Way Through Depression*)。

改善自己的内在对话不仅仅要尝试减少内心批评者的声音,同样也要增加更善良、宽容的内在声音。有几种方法可以开启一场更有爱的内在对话。第一步是学会与自己更好地相处。大多数抑郁症患者会花相当多的时间来处理自己与朋友、家人、同事的关系,那患者和自己的关系呢?这可能才是最重要的。很多在抑郁症中挣扎的患者注意到,他们对自己说的话是他们永远不会对朋友或家人说的。问问自己"如果你关爱自己,你会对自己说些什么"可能是有帮助的。你可以开始用这种方式和自己对话吗?做出改变当然是困难的。但要认识到,很多人在罹患情绪障碍期间都面临着同样的挑战,可最终他们都走出了困境。知道自己并不孤单有助于你以一种更积极的方式去审视自己的困苦。像你一样已经在抑郁症中挣扎了数月甚至数年的患者,值得获得更多的耐心及善意。你过去可能常想,"我是一个失败者"或"我已经崩溃了";现在不妨想想,"我已经挺过了很多磨难,这些磨难留下的伤痕就是最好的证明。"以一种更善良、宽容的方式与自己对话需要付出积极的行动,但这值得努力!

学会用不同的方式倾听内心批评者的声音并培养更善良、宽容的内在声音是改善情绪的重要手段。与此相辅相成的另一个系列的行动方案可以对这个关于自我关爱的行动进行补充,我们可以称其为"说到做到"。

总之,只有采取和有意识的自我关爱相一致的行动才有意义,而且采取表明你尊重自己的身体和内心感受,并优先考虑你的需求的行动才是产生积极情绪的强大源泉。这样的行动不仅能增强你新培养的内在声音,还能纠正或者挑战你在整个抑郁症患病期间建立起来的自我伤害和自我憎恨的行为,包括不注意个人卫生、自伤自残,以及剥夺自己简单的快乐等。那么,你可以做些什么来证明你关心自己的身心健康呢?

每个人采取的行动可能有些许不同。下述列出的自我关爱的行动可能包含我们已经讨论过的内容和新的内容:

(1)保证充足的睡眠;

(2) 尝试更健康的饮食；

(3) 避免酒精和药物滥用行为；

(4) 花时间锻炼身体；

(5) 给自己一些娱乐或反思的空间(允许自己从新闻或社交媒体中短暂抽离出来)，特别是在你压力很大的情况下；

(6) 抽出时间来感谢你的朋友，并享受与他人相处的时光；

(7) 花时间和真正爱你的人在一起；

(8) 如果有人试图利用你或占你便宜，要勇敢地维护自己的权益；

(9) 写感恩日记(你可以每天写下 4～5 件你所感激的事情)。

这一章的要点是，帮助自己并不存在"正确方法"，也不存在"错误方法"。随机应变是可行的。随着时间的推移，你会慢慢了解什么方法对你来说才是最好的。你可以组合使用这些方法，也可以将正规的治疗方法和这些方法组合起来使用。最重要的是要不断尝试，即不断学习什么对你来说才是最好的，并始终坚持学以致用，这样你最终才可以从抑郁症中完全恢复，并从此保持健康。

13　如何谈论抑郁症并帮助抑郁症患者？

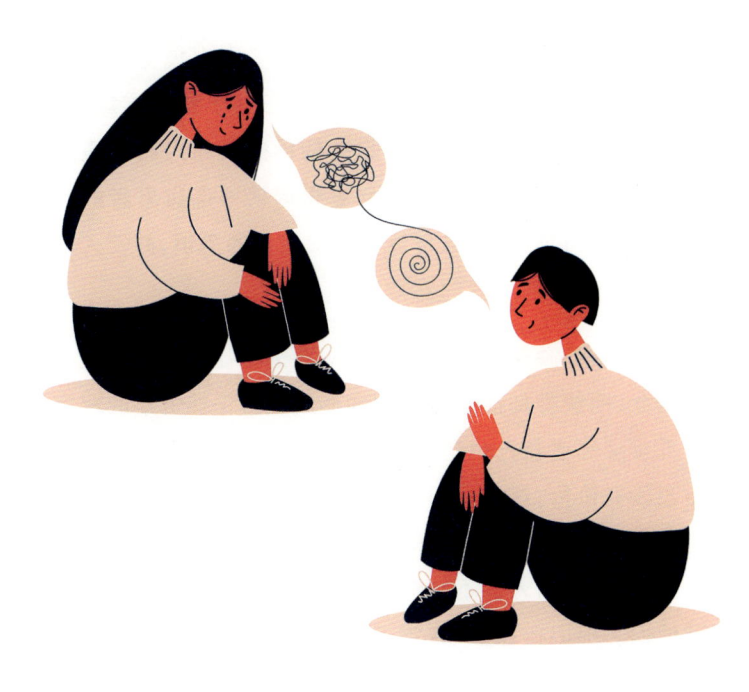

我们为何对谈论抑郁症感到难以启齿？

现在已是 21 世纪的第 3 个十年，但抑郁症还是人们难以启齿的疾病。这是为什么呢？

有 3 个相互关联的原因。第一，与癌症或骨折等身体健康问题不同，抑郁症没有直观的躯体化症状——患者无法拿出一张 X 光片来证明他们的痛苦是实实在在地存在的。因为抑郁症带来的创伤是看不见的，有些人可能会怀疑它是否是一个"合理"的痛苦理由。如果你没有亲身经历过，那么你就需要依靠想象力来理解抑郁症患者的困境。

第二，由于心理健康问题令人恐惧，而且人们对其了解甚少，所以它们常常被妖魔化。比如，在许多大规模枪击事件发生后，人们往往急于把凶残的杀人行为归咎于精神疾病，如抑郁症。（这很有讽刺意味，因为患有精神疾病的人比普通人更有可能成为凶杀案的受害者。）反复强调精神疾病患者的行为是危险的、不可预测的，这自然会滋生更多的恐惧，并使人们倾向于回避与抑郁症患者的互动。

第三，我们缺乏围绕心理健康问题进行社会互动的良好脚本。因此，围绕抑郁症患者经常会形成一个保持沉默的秘密约定。抑郁症患者自己也是这个约定的一部分；抑郁症患者常觉得自己没有价值，认为自己一无是处，所以他们倾向于隐藏自己，并回避自己的问题。抑郁症患者身边的人也会加入这个约定。通常情况下，人们不知道该对抑郁症患者说什么或该如何帮助他们。担心自己会"说错话"或"做错事"可能会使得人们

13　如何谈论抑郁症并帮助抑郁症患者？

避免去说任何话或做任何事。患者的照顾者尤其可能将自己的挣扎隐藏起来；他们(坚定地)认为，自己社交网络中的其他人不想听到关于抑郁症的任何消息。他们害怕应对尴尬的谈话、失去朋友，以及成为别人谈论的对象。因此，他们孤立地扮演着支持者的角色。这里要再次提到心理健康问题与躯体疾病形成的鲜明对比。当癌症诊断被宣布时，身边人通常会一致采取行动帮助患者，从各个方面给予患者支持：做饭、打扫卫生、照顾孩子、提供资金支持等。而抑郁症诊断很少被宣布——这本身就说明了问题——并且身边人的反应也远没有那么一致。

显然，打破这种保持沉默的秘密约定并帮助抑郁症患者走出阴影的唯一方法是更公开、诚实地谈论抑郁症。谈论抑郁症当然不容易，但它非常值得去做。抑郁症患者将从中受益：如

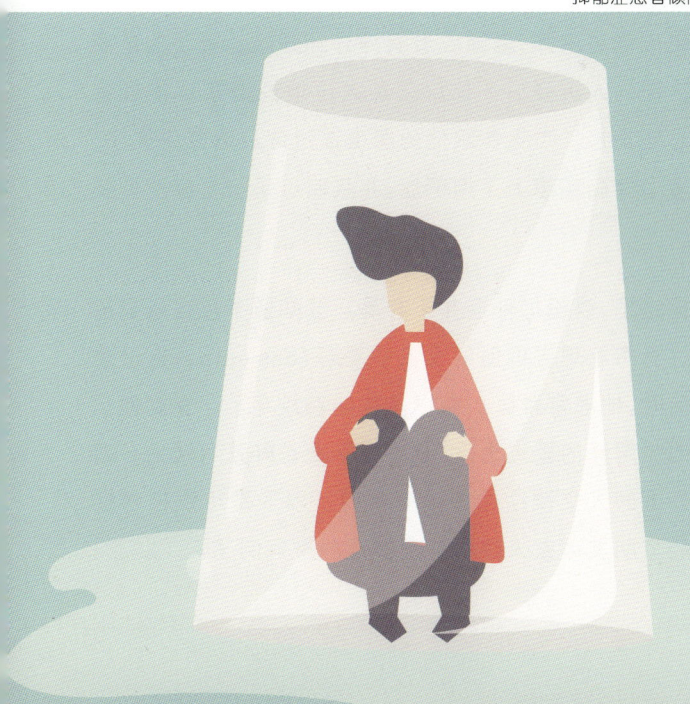

抑郁症患者倾向于隐藏自己

果患者不是社会弃儿，那么控制抑郁症症状就更容易。疲惫不堪的照顾者也会从中受益。大多数人在倾诉他们的负担后会感到更轻松，而且不必再假装一切都很好，这对他们来说也是一种解脱。

打破交谈障碍

　　杰克(Jack)感觉孤独而沮丧。他是一个骄傲的人，所以当他开始陷入挣扎时，他不想承认他可能罹患了抑郁症。随着时间一周周过去，他越来越不想承认这一点。当他考虑该做些什么时，他不知道先从哪里开始或者向谁诉说自己的感受。杰克不确定应首先向朋友还是向家人诉说，所以他想从一个比较中立的人开始会比较好。确实，如果一位抑郁症患者对是否应首先向自己亲近的人诉说自己的感受感到犹豫不决，他可以从一位心理医生或者咨询师、老师或者精神导师开始。重要的是要向一位他信任的人诉说——仅仅只是大声地说出来可能就会减轻他的心理负担。杰克在跟他的医生谈过之后感觉好些了。他现在知道了他确实患上了抑郁症，并且制订了一个应对抑郁症的计划。

　　不要搞错了，谈论抑郁症并不容易。要知道不存在所谓的完美对话。当杰克想告诉他的女友萨曼莎(Samantha)自己患上了抑郁症时，他非常紧张。有很多次他都放弃了。直到他记下了所有他想解释的要点之后，他才终于准备好开启谈话。但有时与最亲近的人交谈往往是最困难的。以下是可供抑郁症患者参考的与朋友或家人顺利开启谈话的一些例子：

(1)"我觉得有些不对劲,因为我感觉_____。我担心我可能得了抑郁症。我们能谈谈吗?"

(2)"我想和你谈谈我很难用语言表达的事情。我觉得_____,而且这种感觉已经持续了一段时间了。"

(3)"尽管我表面上看起来很好,但我内心觉得_____。"

杰克与他的女友的初次谈话很顺利。在他提到过去这几周的感受使他不得不去看医生后,萨曼莎并没有跑开。在这之前杰克连续2次取消了他们的约会,她就知道事情有点不对劲。而现在她知道了原因。现在治疗已经进行了3个星期,杰克在开启另一场常见的谈话——寻求帮助上面临着挑战。他认为寻求帮助意味着自己太过脆弱,而抑郁症已经使他感到不安,如果再去寻求帮助就像是在告诉自己他必须"放下自己的骄傲"。杰克的医生提醒他,与抑郁症共存本身就是一个巨大的挑战。医生指出,"如果你得了癌症或腿部发生骨折,你会毫不犹豫地寻求帮助。为什么得了抑郁症就不一样呢?"医生帮助杰克找到了可供其参考的寻求帮助的恰当说法:"萨曼莎,当我在抑郁症的病痛中挣扎时我可能需要你提供额外的支持。"确实,当你寻求支持时,要尽可能具体地表达自己的需求。你甚至可以说:"你可以通过_____来支持我。这将对我很有帮助。"比如,当你需要他人帮你跟治疗师取得联系,或者帮你做预约或保留预约时,你可以清楚地向他们表达你的需求。有时候人们能够以你需要的方式帮助你,有时候则不会。因而,你最好的选择是清楚地传达你的需求,以给你的支持团队一个帮助你的机会。

关于抑郁症的谈话当然是双向的。抑郁症患者的照顾者或朋友也需要打破那些阻止自身开启关于抑郁症的谈话的障碍。杰克最好的朋友弗兰克(Frank)注意到,杰克似乎心事重重、敏感易怒。当他们和其他朋友一起去吃饭时,杰克没有像平时一样参与大家的玩笑打趣。杰克也没有吃什么东西,而且他看起来好像瘦了。这一切都很不正常,但弗兰克不知道该如何开口询问。当你担心与自己关系亲近的某个人可能患上抑郁症时,开启谈话是了解情况的最好方式,你可以展开对话,以确定自己是否可以提供帮助。感到紧张是正常的,尽量用平静而令人宽慰的语气告诉对方你很关心他们,或你是来帮助他们的。如果不是紧急情况,你可以说"我会一直在这里,直到你准备好告诉我发生了什么"。

与抑郁症共存本身就是一个巨大的挑战

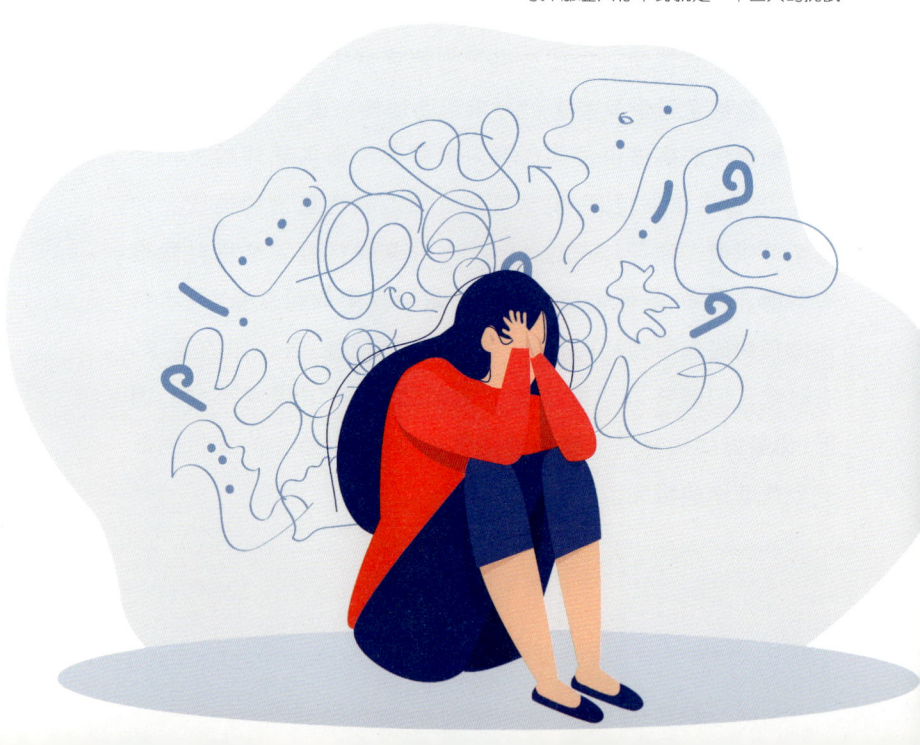

以下是与你关心的人开启谈话的几点小建议:

(1) 找一个私密的地方谈话;
(2) 让你关心的人说说他们的感受;
(3) 告诉他们你关心、在意他们,可以说"我在这里""我关心你""我想要帮助你""我该如何帮你"等;
(4) 直接询问他们是否有自杀的念头;
(5) 尽可能不要对你听到的内容做主观评判,不要告诉他们,他们的感受是错误的或不好的;
(6) 抵制那种试图去解决或者淡化当事人问题的冲动;
(7) 对于你关心的人做出的伤害性行为或者说出的伤害性言语,尽量不要往心里去(不要把这些看作是针对你个人的);
(8) 使用肢体语言来表明你在全心全意地倾听,眼神交流和身体前倾都是你正在认真倾听的标志。

明确谈话的目标也很重要。正如我已经强调过的,在与抑郁症患者交谈时,有两点非常重要,即保持沟通渠道的畅通和表达想要提供支持的意愿。但让我们面对现实吧,许多人在与抑郁症患者交谈时,还有其他目的:修复患者的情绪。当然,没有人想要看到患者遭受痛苦,每个人都希望患者能够"恢复正常"。因此,你很可能会发起一场"修复"式谈话,在谈话中提供建议,甚至要求患者做出改变。虽然可以理解,但"修复"式谈话往往进展不顺。理解这类谈话失败的原因很重要。

首先,经验证明,"通过谈话使人摆脱抑郁症"是不可能的。告诉抑郁症患者"他们生活得很好""其他人的生活更糟糕",或者"他们没有理由抑郁",并不能使抑郁症消失。更糟糕的是,这种说法有可能造成人际关系破裂。当你提出或暗示一个人缺乏罹患抑郁症的有效理由时,对方几乎不可避免地会感到自己被轻视。事实是,罹患抑郁症并不总是需要理由,甚至完全不需要理由。类似地,"想开点""振作起来""你是否考虑过练瑜伽?"之类的话往往轻视了抑郁症患者面临的困境。显然,如果通过这些简单的步骤就可以彻底解决抑郁症问题的话,那么它就根本不会存在。此外,虽然这些话是出于善意,但是它们可能会被患者认为是一种指责,因为它们暗示患者之所以抑郁,是因为他们没做好某些事。

因此,要强调的是,请记住你的主要目标是倾听患者并给予他们支持,而不是修复他们的情绪,这样你与抑郁症患者的谈话才更有可能取得成功。以下是你在支持性谈话中可以说的:

(1)"我可以理解。"
(2)"你并不孤单。"
(3)"你最近过得怎么样?"
(4)"我想让你知道,你对我很重要。"
(5)"谢谢你告诉我这些!"
(6)"诉说自己的患病感受需要很大的勇气,我很高兴你做到了。"
(7)"你说到的很多内容都能引起我的共鸣。谢谢你。"
(8)"如果你需要倾诉,我就在这里。"
(9)"有什么我可以帮忙的吗?"
(10)"我爱你"或"我关心你"。
(11)(如果他们没有接受治疗)"抑郁症是可以治愈的。你要不要考虑接受治疗?"

在支持性谈话中,如果你能温和地提醒抑郁症患者未来是有希望的,这也能帮助他们。你不需要做得太过,如果你承诺明天一切都会好起来,对方是不会相信你的。但你可以说"我相信你会好起来的"或"我永远不会放弃你"。在支持性谈话中,提醒抑郁症患者他们的长处和优点也是非常有帮助的,因为他们经常会忽略这些。在指出对方的长处和优点时,如果你能回忆起他们获得的与此相关的具体成就,这往往会很有帮助。

你还可以做些什么来帮助抑郁症患者?

你可以为抑郁症患者做的最有爱的事情之一就是学会倾听并给予他们支持。倾听是一个技术活,所以永远不要低估倾听的价值。但还有其他一些日常工作值得你去做,以使自己成为更强大的盟友。

弗兰克有位家人死于自杀,所以他决定要尽一切努力支持杰克。有时,他会给杰克打个电话或发条短信简单问候下。当杰克真的很难受时,弗兰克会主动为他跑腿,或者帮助他处理那些堆积如山的日常工作,比如清洗脏衣服和堆积在水槽里的盘子。他明白,杰克并不总是喜欢有人陪伴,所以他会以杰克可以接受的方式帮助杰克。能够帮到杰克,弗兰克感到很欣慰。

萨曼莎也学会了如何成为一个更强大的盟友。在了解了很多关于抑郁症及其治疗的知识(通过阅读相关书籍)后,她觉得她能做的最好的事情之一是帮杰克找到一位好的治疗师(除了可提供药物治疗的医生外)。考虑到抑郁症患者需要很多鼓励才能开始并坚持接受治疗,尤其是在治疗不能立即见效的情况下也要坚持接受治疗,她尽自己所能地帮助杰克收集了有关治疗师的信息,并在他第一次与治疗师会面前帮助他梳理了他的问题或想法。

帮助患者走出抑郁症更像是一场马拉松而不是短跑。你必须把握好自己的节奏。杰克之所以能摆脱抑郁症的原因之一是萨曼莎和弗兰克会定期与他交谈,并就如何最好地帮助他交流经验。事实上,他们开发了一个系统,在这个系统中他们"轮流工作",所以在不同的日子里他们分摊了给予杰克帮助和支持的负担。这强调了一个关键点:如果你自己都筋疲力尽了,你是无法帮助抑郁症患者的。忽视对你自己的照顾最终会伤害到所有人。应确保你睡眠充足,坚持锻炼,保持良好的饮食习惯,并且有专门的时间来给自己充电。对你如何以及何时才能提供支持设置限制也是可以的。在设置限制时,要尽可能明确。比如,你可以说:"我到_____才可以聊天。我可以那时再联系你吗?"

当抑郁症变成一种危机

看到所爱的人与抑郁症抗争可能会让人很难受,即使是在抑郁症得到控制的情况下。但有时,尽管人们做出了最大的努力,抑郁症仍会不断恶化,甚至会演变成一种危机。

抑郁症本身就是一种很严重的疾病。那么,它在什么时候会演变成一种危机呢?

当抑郁症患者存在伤害自己或他人的风险时,我们就会认为抑郁症变成了一种危机。那么人们如何才能知道患者是否陷入了危机呢?有几种迹象可能表明患者正处于危机之中。例如,他们可能会谈及以下内容:

(1)难以忍受的痛苦;
(2)感到自己被困住了;
(3)找不到活下去的理由;
(4)想要自杀、自残或伤害他人,例如他们可能会说"我离开以后"之类的话;
(5)感到完全绝望,例如他们可能会说"我再也承受不住了"之类的话。

以下的行为也可能表明患者正处于危机之中:

(1)在酒精或药物使用上发生重大变化;
(2)想方设法地伤害自己;
(3)突然远离其他人和社交活动;
(4)把重要的物品送给他人;
(5)打电话向他人告别;
(6)睡得太多或太少;
(7)行为过激,鲁莽行事;
(8)表现得愤怒,易激惹或者极度羞愧。

如果你爱的人正在经历一场心理健康危机,那么迈出行动的第一步对你来说可能是很可怕的。如果你感到紧张,那也没关系。请尽量保持冷静并用安抚的语气与之交谈。如果你感觉自己并不知道所有的答案(因为你确实不知道),那是可以理解的。但你并不是完全无能为力。你可以通过给予有建设性的回应来提供帮助。例如，告诉对方你担心他们的健康，而且你想要帮助他们。不要假设会有其他人挺身而出，也不要等待别人来做这件事。记住，通过帮助一个处在危机中的人获取其所需要的帮助，你可能会挽救一条生命。

如果你认为一个人有伤害自己或他人的风险，请立即打电话求助，认真对待他告诉你的事情，并和他待在一起。如果可以的话，请移除任何可能造成伤害的东西。如有必要，可考虑护送他到急诊室。

你不需要独自处理危机。(如果你身处美国)以下资源可以帮助你：

(1)在遇到危及生命的紧急情况时请拨打911。告诉接线员你所爱的人正在经历精神障碍危机，需要找一位受过训练的警察来帮助处理。

(2)美国防止自杀和危机应对热线988(988 Suicide & Crisis Lifeline)通过电话为处于困境中的人提供免费和保密的支持服务，并为其亲人和心理健康专家提供危机干预资源。请拨打电话与受过训练的危机咨询师取得联系。

(3)危机短信热线(Crisis Text Line)可提供24小时服务，致力于通过短信为处于困境中的人提供应对危机的资源。可发送短信HOME到741741，以帮助当事人与受过训练的危机咨询师取得联系，并获得支持。

(4)美国全国家暴求助热线(National Domestic Violence Hotline)可提供24小时服务，致力于为任何遭遇家庭暴力或寻求有关资源和信息的人提供应对危机的资源。可拨打电话与受过训练并可以提供保密支持的专家取得联系。

(5)美国国家性侵犯热线(National Sexual Assault Hotline)可提供 24 小时服务,为受性暴力影响的人提供应对危机的资源。请拨打电话与你所在地区的受过训练的工作人员取得联系。

第四部分

后抑郁症人生

14 抑郁症的长期预后如何？

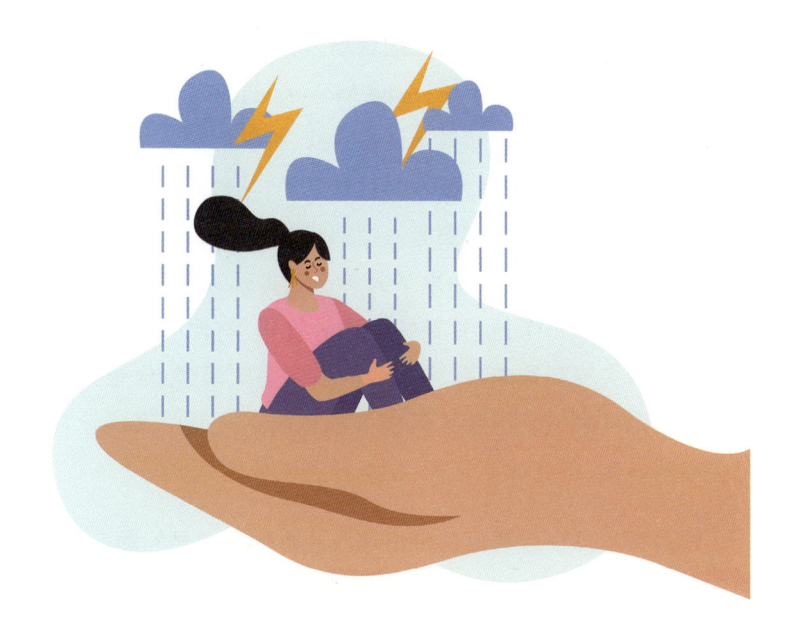

展望未来

每个人都想知道未来是怎样的,这也是占星师和算命先生总是有生意可做的原因之一。如果一个人一直在与抑郁症抗争,那么他对知晓未来的渴望就会变得更加迫切。不幸的是,抑郁症患者通常无法获得关于他们可能的预后情况的最全面信息。无论是在科研论文、热门报道还是在咨询室里的谈话中,抑郁症的预后通常被认为不乐观。糟糕的预后多种多样,比如抑郁症复发、自残风险增加、自杀死亡、住院治疗和药物滥用等。

毫无疑问,这类糟糕的预后构成了抑郁症带来的严酷现实的一部分。我们列出的证据表明,大约一半的抑郁症患者会经历病情复发,而且其危害往往会随着时间的推移而加剧。但一些权威人士却认为这些危害已成定局。一个典型的例子是,世界卫生组织的萨芭·穆萨维(Saba Moussavi)及其同事在医学期刊《柳叶刀》中写道:"如果不进行治疗,抑郁症有可能会反复发作,进而发展为慢性病,随着病程的延长,其致残的可能性也会增加。"如果你阅读了大量有关抑郁症的科学文献,它们难免会给你一种这样的印象:如果某人曾患过抑郁症,那么抑郁症很可能会再一次击垮他,并毁掉他的大好年华;他的工作能力和人际关系会受到影响,幸福感的获取会受到阻碍;他也会难以找到生活的意义。尽管这种观点描述的是一部分人确诊抑郁症后的事实,但它并不全面,甚至具有误导性。

这种关于抑郁症预后的传统悲观观念的最明显问题在于,它无视了近一半的抑郁症患者——没有经历抑郁症复发的群体。事实证明,人们对非复发性抑郁症的研究远远不够。正如心理学家斯科特·门罗(Scott Monroe)和凯特·哈克尼斯(Kate Harkness)所说:"这些人约占抑郁症患者总数的一半,是未来研究中最重要和最有希望的群体。然而,他们基本上被忽视了。"显然,没有被研究过的群体也没有被纳入考量。而且,抑郁症数据库中的患者要么在大学精神病学系等治疗机构就诊,要么自愿参加研究。在这两种情况下,研究样本都不可避免地会偏向复发性或慢性抑郁症患者。

一个令人困惑的问题是,为什么那些一生中只经历了一次抑郁症发作的人不太可能参与研究?也许是因为这些人的症状较轻,所以"抑郁症"这个标签并不影响他们对自我身份的认同;他们甚至可能会拒绝参加抑郁症研究,因为他们希望避免

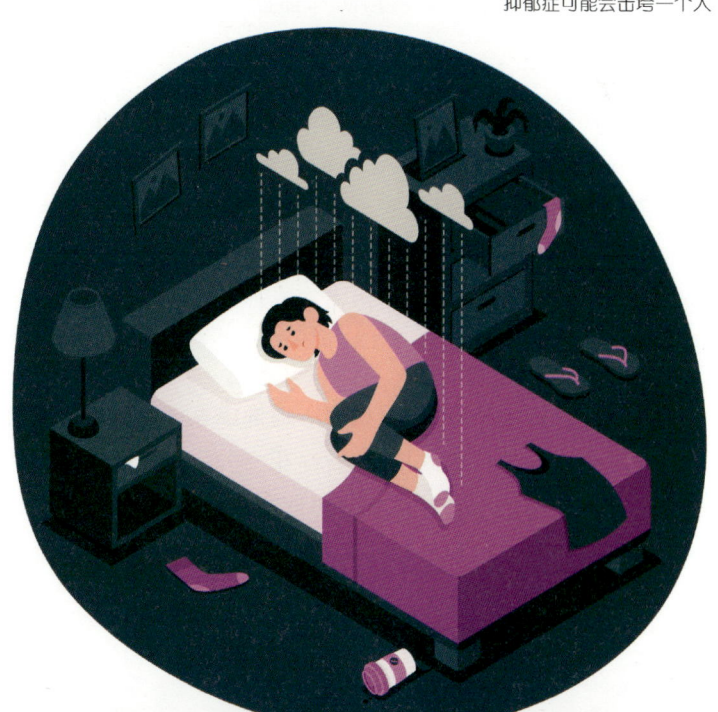

抑郁症可能会击垮一个人

任何有关抑郁症的字眼被提及。还有一些原因可能在于研究人员，系统地招募非复发性抑郁症患者需要额外的资源，而研究人员的时间、金钱和精力都是有限的，因此这不是优先考虑的问题。

可以肯定的是，只经历过一次抑郁症发作的患者是存在的。少数使用了大量有代表性样本的纵向研究一致发现，40%～60%的抑郁症患者，其病情恢复后几年甚至几十年内都没有复发。换句话说，单次发作抑郁症和复发性抑郁症一样常见。然而，那些一生中只经历一次抑郁症发作的患者的实际生活究竟如何，这在很大程度上仍是一个谜。这种遗漏不仅扭曲了我们对抑郁症预后的认识，而且阻碍了我们去了解为什么不同的患者会有不同的预后，特别是为什么有些患者只经历一次抑郁症发作，而另一些患者的病情会反复发作。事实上，仔细研究单次发作抑郁症可能会为如何预防抑郁症复发提供重要的线索或经验。

对抑郁症患者可能有良好预后的忽视还有另一个不利影响。当我们和抑郁症患者谈论他们的未来时，忽视可能存在的良好预后，只会使得已经缺乏斗志的他们更加气馁。从某种程度上来说，是心理健康专家弱化了抑郁症患者预后良好的可能性，他们同时也向抑郁症患者传递了一种隐含的信息："不要把目标定得太高。"

抑郁症的标准治疗指南(指导心理健康专家如何同患者谈话并对其进行治疗的指南)同样有强化"降低目标"这一信息的效果。这些指南的主要目标是减轻抑郁症症状，并减少未来抑郁症发作的次数。抑郁症被认为是一种终身性疾病，因此抑

14　抑郁症的长期预后如何？

症症状必须得到持续的监测和控制。换句话说，这些指南的主要目标是减少抑郁症带给患者的困扰。虽然症状减少无疑是一件好事，但奇怪的是，这些指南并没有提到患者对治疗的更高期望——积极的心理健康状态。在关于治疗期望的调查中，绝大多数患者表达了这种更高的期望：恢复健康状态，如获得幸福感、建立令人满意的人际关系或在工作中表现良好。

当我们把关于抑郁症患者康复可能性的讨论与关于其他心理健康疾病患者康复可能性的讨论进行比较时，我们会发现，人们对抑郁症治疗产生的积极效果的忽视也显而易见。以酗酒为例，人们围绕康复的概念是什么、康复需要什么条件、康复需要经历哪些阶段、如何防止复发等展开了激烈讨论。围绕这种物质滥用问题，人们甚至还发起了很多有组织的康复运

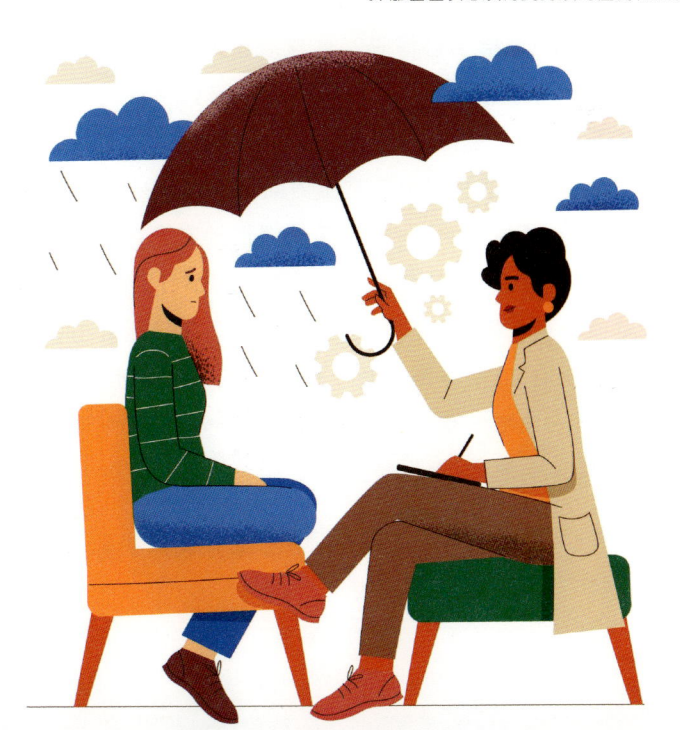

抑郁症症状必须得到持续的检测和控制

动。例如，几乎每个美国人都听说过嗜酒者互诫协会(Alcoholics Anonymous)提出的著名的"十二步戒酒法"，它可以帮助人们从酗酒状态恢复到良好的精神状态。而对抑郁症来说，相应的康复运动相对更少、更分散，而且组织性也不强。

鉴于抑郁症的不良预后已被不断强调，本章旨在寻求一种平衡。具体来说，这一章主要提供更全面、准确的抑郁症预后情况，明确"康复"这类术语的具体含义，同时汇集一些已知的预后良好案例。

"响应""缓解""康复"等术语是什么意思？

乔深受慢性抑郁症的困扰，就在他认为自己将永远身陷其中的时候，情况逐渐开始好转了，他也不知道为什么会这样。是 1 年前女儿的出生激起了他活下去的念头吗？是工作上的持续成功让他重拾了自信吗？是与治疗师的会谈让他对自己的低落情绪有了新的认识，并且知道了该如何应对这种情绪吗？还是越野跑(最初只是他周末的一个爱好，后来发展成了他真正热衷的运动和缓解日常压力的方式)起作用了呢？不论是什么原因，能肯定的是，乔的病情慢慢地有所好转了。渐渐地，乔的工作能力，以及处理人际关系和回馈社区(他是少年棒球联盟的一名教练)的能力，都开始恢复正常。随着乔的抑郁症症状渐渐消失，他逐渐恢复了健康和快乐。很明显，乔确实好多了，但一切都没有问题了吗？什么时候才可以肯定地说他(或其他抑郁症患者)已经康复了呢？

随着时间的推移，心理健康领域已经制定出明确的标准来

14 抑郁症的长期预后如何？

确定一个人是否患有抑郁症，并且临床医生也擅于对人们进行评估诊断。相比之下，关于抑郁症是否已完全治愈却没有那么清晰的标准。因此，临床医生和研究人员不太擅长评估患者的康复情况。在过去的20年里，研究人员一直在努力为"响应""缓解""康复"这些术语下更具体的定义，并制定了一些有用的经验法则来衡量好的治疗结果。让我们运用这些法则来标记下乔恢复过程中的几个关键节点："响应""缓解""康复"。

例如，在治疗领域，"响应"往往是人们注意到抑郁症症状有所改善的第一个关键节点。对乔来说，"响应"发生的时间点是在他的症状首次减轻一半以上，并且不再符合抑郁症诊断标准的那一周。值得注意的是，在这一时间点，乔的情况虽有所改善，但不足以称为非常好，因为他仍然为抑郁症症状，如睡眠紊乱和疲劳所困扰。乔此时能够完成他的工作，但仍然需要投入比平时更多的精力来集中注意力。总的来说，在这种状态下，乔仍然感觉自己停滞不前。

下一个关键节点，即"缓解"，标志着一个更加显著的变化。这时，经临床医生仔细评估，乔不再有任何明显的抑郁症症状。没有症状是判定一个人摆脱抑郁症的关键条件。到了"缓解"这一关键节点，乔终于能够相信自己恢复了正常。这种正常的感觉一开始是不确定的，乔自然会担心它能否持续。

最后就需要引入"康复"的概念，它比"缓解"的标准更高。虽然"康复"的定义并不唯一，但关于"康复"的最广为接受且严格的定义是患者的症状要在持续的一段时间内轻微到可以忽略不计或完全消失。在乔的案例中，这个定义意味着连续8周基本没有症状。到了"康复"这一关键节点，乔会意识到抑郁症已成为他生命中的一个过往篇章。有趣的是,一项针对431名精神疾病患者开展的超过12年的大型随访研究发现,在将近196000个随访周中,有41%的时间,患者是没有症状的。在抑郁症的自然发展历程中,完全无症状的状态是比较常见的,这也在一定程度上证明了"抑郁症通常是一种慢性病"的观点是不正确的。

"响应""缓解""康复"不仅仅是学术术语,还是帮助我们预测一个人接下来会发生什么的几个关键节点。更引人注目的是,如果像乔这样的患者达到严格的康复标准,这就预示着已经持续了一段时间的积极结果可能会持续下去。纵向研究表明,康复并达到2个月无症状的状态预示着抑郁症的持续缓解,这种状态甚至可能会持续数年。

反过来说,没有达到康复标准是个坏兆头。研究表明,残留的抑郁症症状预示着惊人的不良结果。令人担忧的是,残留症状非常普遍,如挥之不去的睡眠困难和疲劳等症状。然而,即使是相对轻微的残留症状,也能预测患者各种指标的恶化,包括抑郁症再次发作、其他精神健康状况恶化、医疗服务使用增加,以及自杀和物质滥用风险增加等。轻微的残留症状也预示着患者在其他关键领域的功能会变差,包括在工作、家庭和重要关系中的功能。这也就引出了未来工作的一个重要方向——为什么随着时间的推移,轻微的残留症状会产生如此严重的影响。这些发现也强调了完全达到临床康复标准的重要性。

尽管持续无症状的状态和达到康复标准具有明确的价值,但大多数临床研究和干预性研究(药物治疗或心理治疗研究)

的关注点仍然是患者是否响应或其症状是否有所缓解。研究患者是否达到完全康复的标准，会比研究患者是否达到响应或缓解的标准更费时间（而且可能更费财力，也更费人力）。从一个更悲观的角度来看，如果将患者是否"康复"作为研究的关注点，那么研究中的干预措施可能就不会有这么好的效果，因为能够达到康复标准的人会少很多。无论如何，由于抑郁症的完全康复通常不会作为结果被考虑，我们对它的了解还不够多。

抑郁症患者完全康复的情况有多常见？该如何解释它的发生？

绝大多数的抑郁症患者会完全康复。然而，人们对抑郁症患者完全康复的普遍程度和康复速度的估计并不准确。不同的研究在纳入何种类型的抑郁症患者、随访期的长短以及用于认定康复的确切细节等方面可能有所不同。标准的研究设计，包括我所在的实验室开展的一些研究，往往低估了抑郁症完全康复的可能性。这是因为这些研究纳入的样本均为自愿参加研究或正在接受治疗的抑郁症患者，这些样本更多地代表了重度或慢性抑郁症患者（这些患者恢复得较慢）。例如，在我开展的一项研究中，只有五分之一的抑郁症患者在 6 个月的随访中达到了严格的完全康复标准。令人充满期待的是，由马丁·凯勒（Martin Keller）带领开展的一项具有里程碑意义的研究发现，在一个大的抑郁症患者样本中，有 50％的患者在 6 个月的随访中达到了康复标准。关于这一领域的一项重大综述也得出结论：如果随访时间延长到 1 年，会有 50％以上甚至高达 70％的抑郁症患者会完全康复。显然，随访时间越长，完全康复的患者比例就越高。然而，迄今为止随访时间最长的研究发出了警示：如果一名抑郁症患者在 1 年内还没有康复，那么他未来康复的概率也会很低。

在一些使用更具代表性的抑郁症患者样本的研究中，患者完全康复的速度更快，效果也更可靠。例如，一项针对荷兰成人抑郁症患者开展的研究发现，50% 的患者在 3 个月内完全康复。这一比例与一项针对日本抑郁症患者的研究相吻合，这些患者经历了首次抑郁症发作，并在治疗开始后平均 3 个月内完全康复。综上所述，社区抑郁症患者样本的康复速度，似乎比临床抑郁症患者样本的康复速度更快，康复效果也更彻底。

怎样才能预测抑郁症的完全康复呢？此时此刻，我们有足够的数据来支持关于"谁更有可能完全康复"的合理推测。可以说，拥有如下特征的患者更有可能完全康复：

(1) 病情较轻；
(2) 病情未发展为慢性抑郁症；
(3) 躯体症状和精神症状很少同时出现；
(4) 患病前具有良好的功能水平；
(5) 得到了高水平的社会支持。

抑郁症患者还能活出蓬勃丰盈的人生吗？

康复 6 个月后，乔注意到现在的自己与罹患抑郁症前的自己相比发生了一些积极的变化。康复后，乔变得更有耐心，不容易被小事激怒，对自己拥有的东西更感恩，待人更友善，甚至变得更快乐了。能够从抑郁症中康复本身已经足够好了，而乔的经历又让我们看到了抑郁症的另一个可能性,即抑郁症是通往更好生活的桥梁,至少有时是如此。例如,克里斯汀·贝尔(Kristen Bell)等名人曾生动地讲述了他们与抑郁症斗争的经历,这些经历使得他们随后的生活得到了显著的改善。但是否有更多的系统性证据可以表明抑郁症患者还能活出蓬勃丰盈的人生呢?

现在我们已经掌握了一些证据,我所在的实验室是最早记录积极结果的实验室之一。第一步,我们重点关注心理幸福感——调查一些抑郁症患者是否可以继续体验到高水平的幸福感,或者我们所说的"最佳幸福感"(optimal well-being, OWB)。我们关注最佳幸福感的原因有三个:获得幸福感是抑郁症患者的一个关键愿望(他们希望过上幸福、充实的生活,并

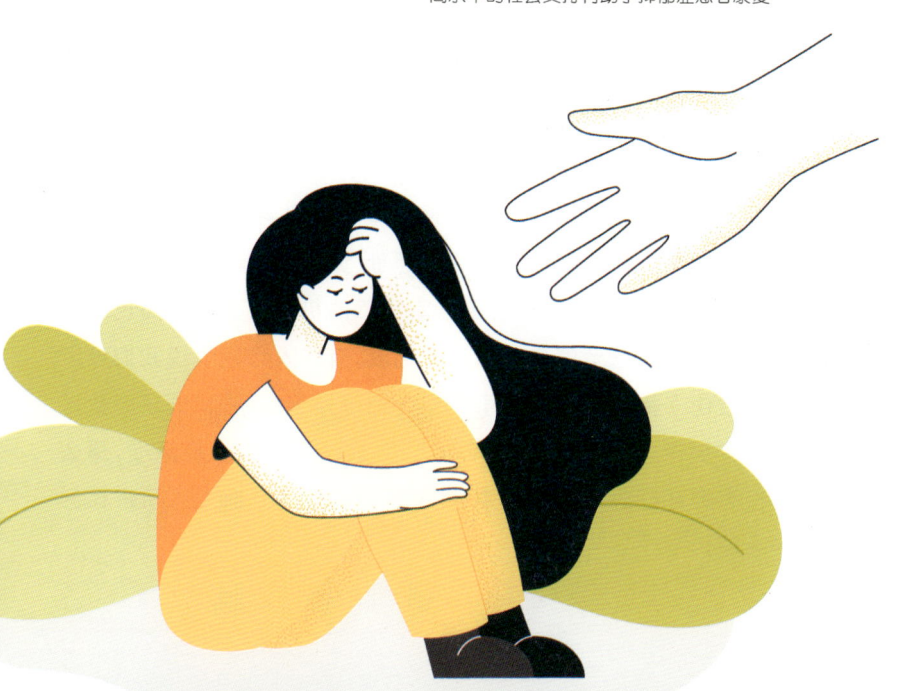

高水平的社会支持有助于抑郁症患者康复

拥有有意义的人际关系);与对抑郁症症状的评估相比,幸福感相关数据已被证明可以更好地预测抑郁症的预后情况(初步的研究显示,幸福感水平较高的人未来罹患抑郁症和焦虑症的风险较低);幸福感容易研究,并且很容易测量。

严谨的科学研究需要明晰且一致的定义,像"最佳幸福感"这样的概念也是如此,因为它可能意味着几层不同的含义。我们对最佳幸福感的实现设定了很高的标准。具体而言,需要满足以下三个要素:第一,我们要求患者已经康复;第二,患者客观上需要获得较高水平的心理幸福感,我们将标准设定为高于75％的未患过抑郁症的同龄成人(基于标准化的规范);第三,在可行的情况下,我们还会对患者的功能失常指标进行测量,并要求客观的报告显示患者仅有轻微的功能失常。

抑郁症患者有希望达到这个极高的标准吗?我们的研究表明,他们是可以达到这个标准的。我们的第一项研究选用了一个具有代表性的样本——包含 3487 名来自"美国中年发展调查"(Midlife in the United States)的成人。研究发现,在有抑郁症病史的人群中,有接近 10％的人 10 年后获得了最佳幸福感。相比之下,大约 20％的非抑郁症患者获得了同样水平的幸福感。抑郁症并没有完全斩断患者获得最佳幸福感的可能性,而仅仅是使其获得最佳幸福感的机会减少一半而已。由于没有完全一致的最佳幸福感标准,有些人可能会说我们设定的最佳幸福感的标准过于严格。如果是这样,我们的研究数据就更加令人鼓舞了:如果有了更宽松的最佳幸福感标准,那么在有抑郁症病史的人群中,能够获得最佳幸福感的人所占比例会超过 10％。

令我们备受鼓舞的是,在加拿大我们观察到了类似的情况。在有抑郁症病史的加拿大成人群体中,大约有 10% 的人获得了最佳幸福感,并且他们获得最佳幸福感的可能性大约是未患过精神疾病的同龄人的一半。有趣的是,有单相抑郁症病史的人获得最佳幸福感的概率比有双相障碍病史的人高。这与在抑郁症康复研究中观察到的情况一样,相比患有单一精神疾病的患者,患有多种精神疾病的患者更难获得最佳幸福感。

因此,我们了解到,抑郁症确实阻碍了人们获得最佳幸福感,但这种阻碍比人们想象的要小。有相当一部分抑郁症患者在摆脱抑郁症后可以重获新生。

当然,关于重获新生的完整故事还有待书写。我们想知道关于康复的完整信息,包括哪些患者可以康复,他们的康复路径是怎样的,为什么他们能够康复,等等。当然,人们可以通过不同的路径走向康复。对一些患者来说,完全康复可能只是时间问题;对另一些患者来说,可能需要接受正式治疗才能康复;还有一些患者可能只是需要发现一个新的生活目标或找到适合他们的日常生活节奏就能康复。有些患者可能在经历一次抑郁症发作后就可以摆脱抑郁症的困扰;有些患者可能会经历多次抑郁症发作,之后才逐渐康复。推动我们继续研究下去的动力之一在于,人的行为具有可塑性,即人可以学习行为和改变行为,例如学习应对策略和改变思维方式。如果我们能够找到可塑性行为发挥作用的方式,那么我们就可以通过教授这些行为,让更多抑郁症患者获得最佳幸福感。

最后,一个有趣的可能性是,正如我们在乔身上看到的那样,抑郁症患病经历可能会使人们开辟出推动积极发展的新路径。尽管这样的想法对抑郁症研究来说可能很新颖,但在其他领域人们已经逐渐认识到,人类可能会在痛苦中成长。在创伤领域,最明确的概念之一是"创伤后成长"。据记载,在经历了可怕的事件后,有相当一部分幸存者会获得更多的内在力量和更深的生活感悟。抑郁症研究和治疗的一个关键问题是,我们如何帮助人们从不幸的抑郁症患病经历中获得益处——这些益处使得他们在康复后能够更好地生活。

现在我们知道,抑郁症可能导致好的结果,也可能导致坏的结果。在下一章中,我们将更深入地思考抑郁症患者康复后如何过上美好生活,包括患者康复后如何看待自己的抑郁症患病经历,在经历抑郁症后如何实现个人成长,可以做些什么来避免抑郁症复发,以及如果抑郁症复发该怎么办等。

15　后抑郁症人生

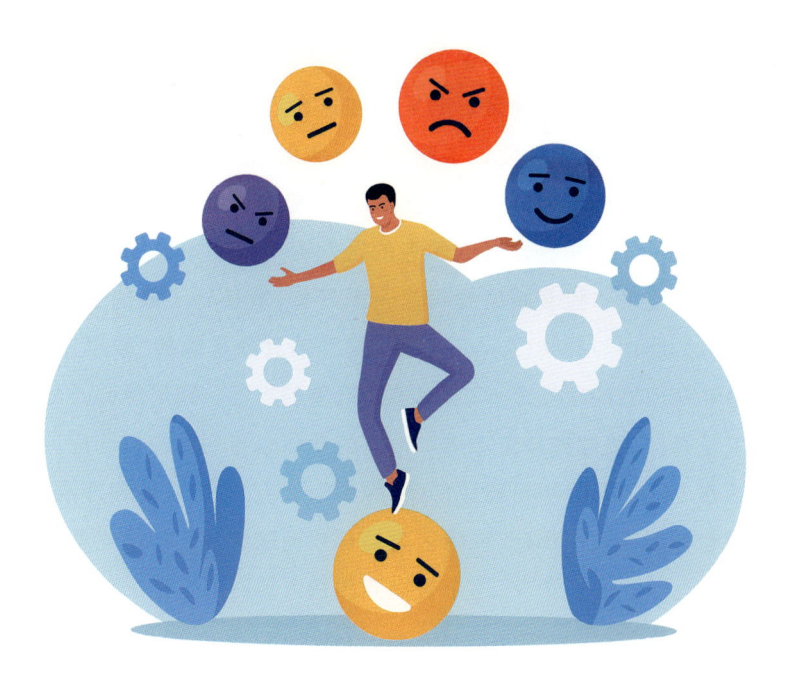

余生的第一天

"下一步该怎么办？"朗尼受抑郁症困扰已久，她已经忘记了正常的生活是什么样的、美好的一天是什么感觉，甚至自己以前的性格是什么样的。3年多的挣扎让她觉得抑郁症将永远伴随着自己，最终她会走向自杀或者在抑郁症的折磨中死去。值得庆幸的是，在抑郁状态和健康状态之间徘徊了6个月之后，朗尼慢慢地渡过了难关，1年后，朗尼的症状不再反复，她的状态也逐步稳定了下来。

"下一步该怎么办？"变得更好是件好事，但这件好事同样令人感到困惑。朗尼知道如何扮演抑郁症患者的角色，但却不知如何扮演健康者的角色，因为她已告别这个角色很久，现在的她感觉一切都不确定。朗尼不知道自己能够承受多大的压力，当她不可避免地度过了糟糕的一天时，她不知道这些糟糕的感觉是意味着抑郁症卷土重来了，还是意味着这只是糟糕的一天罢了。谁又能分辨这两者的区别呢？毕竟她的社交关系也被打乱了。随着朗尼的病情逐渐好转，她找到了新的爱情。朗尼大胆地与乔纳(Jonah)订婚了，乔纳真的是她的"救世主"吗？在他们的率性之下，却隐藏着严重的担忧。朗尼担心，"如果没有他，我能独自生活吗？"他们的争吵也与朗尼的抑郁症纠缠在一起。几乎不可避免的是，她的消极行为(如被动和悲观)或者被归咎于抑郁症，或者因为抑郁症而被原谅。抑郁症就像是朗尼善妒的前男友，这个被抛弃的情人随时都可能出现并引起一场闹剧。

15 后抑郁症人生

在抑郁症康复之后,重新认识抑郁症

大多数关于抑郁症的书籍,包括本书,都会提供一些对抗抑郁症和管理抑郁情绪的方法。但是,一旦抑郁症成为过去,人们又该怎么做呢?现有的书籍几乎不怎么关注这个话题。

相比"如何对抗抑郁症",人们对"保持康复后的健康状态"了解得更少,或许这个现象是正常的,毕竟大部分抑郁症患者处在危机状态,急需帮助。除此以外,许多针对"抑郁症康复之后"的建议混在了针对"抑郁症患病期间"的建议中。与我们前文提到的相一致的是,很多因素都会引起情绪的改变,这意味着抑郁症患者有很多种方法来改善情绪。重要的是,同样的方法在抑郁症康复之后仍然可用。因此,即使针对"抑郁症康复之后"的研究比我们希望的要少,大多数关于如何管理抑郁情绪的指导建议也仍然有效。

为了保持康复后的健康状态,人们可以尝试做以下这些事情:

(1)定期锻炼;

(2)保持良好的睡眠习惯;

(3)继续抑制消极的思维模式;

(4)保持健康的人际关系;

(5)接受一些有益的治疗(可以是药物治疗、心理治疗,也可以是经过验证的阅读疗法等)。

另一方面,在"抑郁症康复之后",人们可以从特殊的指导中获益。正如我们在朗尼身上看到的那样,抑郁症成为过去后,一切可能会让人感到困惑和陌生,这是心理学上的一个独特时刻。抑郁症患病经历会改变一个人对自我的理解。得过抑郁症意味着什么?即便抑郁症已经得到控制,知道自己属于抑郁症易感人群意味着什么?即使当下抑郁症已经过去,人们应该如何承受(和思考)抑郁症患病经历所带来的沉重压力?遗憾的是,临床医生和研究人员几乎没有提供任何办法来帮助人们解决这些问题。

"抑郁症康复之后"这段时间也提供了一些独特的机遇。这是一个整理并了解自我情绪的绝佳时刻,可用于总结并评估患病经历,了解情绪爆发时发生了什么,并确保自己掌握了管理情绪所需的相关技能,进而继续向前迈进。这样的评估可以

定期锻炼可以帮助抑郁症康复者保持康复后的健康状态

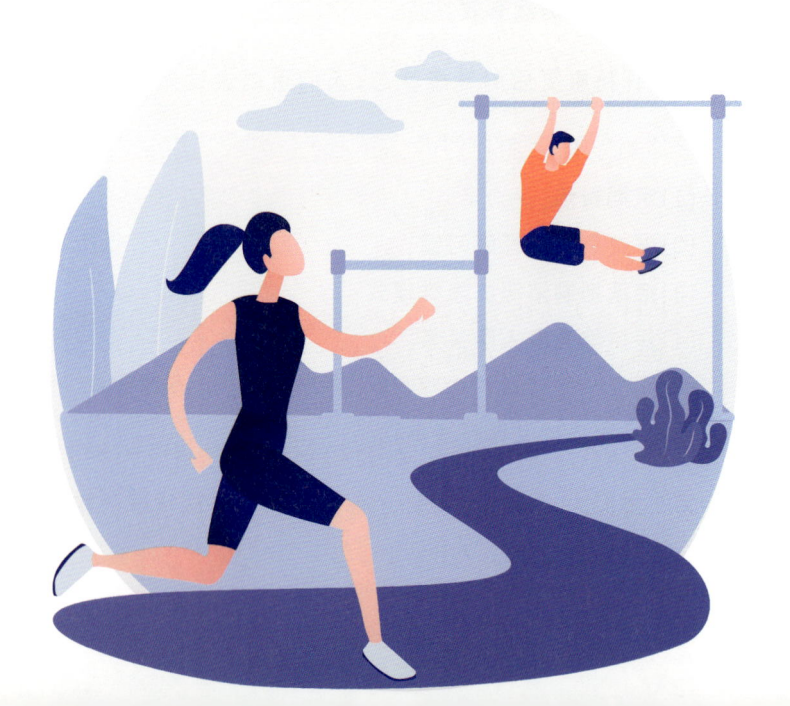

与治疗师一起完成,也可以自己独立完成。人们完全可以为自己的病情好转而感到自豪,但也需要保持谦逊谨慎,并承认自己还需要对自己的情绪有更多了解。没有人能够全然了解自己或他人情绪的来源,即使是心理健康专家也无法做到。

为全面评估自己的情绪,人们需要知道以下这些因素是如何影响自己的情绪的:

(1)与他人互动的方式;
(2)自己的思维模式;
(3)错误的人生决定;
(4)未能实现的或不切实际的目标;
(5)不良的日常生活习惯,尤其是睡眠不足、缺乏锻炼和接受光照不足;
(6)重大损失和压力源;
(7)与抑郁症易感性和低落情绪相关的遗传因素。

这种评估是人们不断了解自我的过程。随着人们对自我了解的加深,他们的答案可能会发生变化。当评估这些因素对自己情绪的影响时,不用期待会得到一个精确的数字,粗略估计就可以。做评估是为了让自己尽可能清楚地了解影响自己情绪的最重要因素。

可惜许多人浪费了这个评估总结的机会。有些人可能会回避这些问题,因为他们对抑郁症的发生持有很强的生物学观点:如果抑郁症只是一种化学失衡,是大脑不幸遭遇的一场意外,那还有什么可深入探究的呢?按照这种逻辑,人类无法控制抑郁症的发生,只需要找到正确的药物,就可以很好地应对抑郁症问题。另一些人可能会将抑郁症患病经历视为一段痛苦和令其羞愧的"黑历史",并尽其所能地不去回忆它。在这些情况下,分析哪里出了问题(甚至只是分析哪里做得不好)就相当于沉湎于过去或打开了一个本应该保持关闭的盒子。

尽管有时会感到不舒服,但对于抑郁症的"战后评估"仍然值得一试。如果不进行评估,人们可能无法意识到自己的一些行为是如何引发抑郁症的,或者忽视一些自己在生活中做出的有助于恢复情绪的关键改变。事实上,评估总结可以帮助人们意识到自己复原力的关键源泉,并用以在康复期间改善情绪。积极的情绪有许多不同的动力源,而且因人而异。对一些人来说,锻炼身体的养生之道可能很关键;对另一些人来说,参加社区活动或投身于更伟大的事业可能很关键;对其他人来说,对艺术的追求或融入一个朋友圈可能很关键。最重要的是要找到对自己而言最主要的积极情绪来源。

尽管我们还不知道为什么一些人会经历抑郁症复发,而另一些人不会,但康复后的仔细评估可能对打破抑郁症的循环至关重要。心理治疗师埃米·古特(Emmy Gut)用"建设性抑郁症"和"非建设性抑郁症"之间的区别来概括这种差异,这涉及抑郁症最终是如何被解决(或没有被解决)的。

非建设性抑郁症不会导致学习或行为的改变。最糟糕的结果是,患者在生活中不断重复同样的自我毁灭或自我挫败模式,这些模式会在随后的抑郁症发作中反复出现,比如:

(1)总是做出有风险的人生选择,如反复与不可靠甚至是虐待自己的伴侣交往(心痛和抑郁症往往是不可避免的结果)。

(2)以自我挫败的方式应对情绪低落期,如许多人习惯性地将药物或酒精作为应对生活压力的一种方式——这种策略可能在当下感觉很好,但从长远来看会助长抑郁症的发生。

(3)继续执着于无法实现的或不切实际的人生目标,尽管有证据表明目标将永远无法实现。这类目标包括成为电视真人秀明星或超级名模,以及试图赢得拒绝型父母的喜爱等。

相比之下,建设性抑郁症患者会有更好的预后。朗尼就属于这一类患者,她清楚地知道抑郁症是在提醒她对生活做出重大调整。最重要的是,她开始明白,成为一名职业自由撰稿人这一目标让她陷入了失败的境地,并使得她的情绪变得糟糕。写作生涯中的机会很少,连获得固定的工作都很难保证,更不用说晋升了。写作任务本身就需要独处,因此也无法为朗尼提供有意义的社交。朗尼看到了这份工作是如何让她一步步陷入消极情绪的旋涡中的:写作进展缓慢会让朗尼感觉自己很糟糕,她的内心充满了自责,这种消极的情绪又使她更难专注于手头的工作。随着一个个交稿截止日期的到来和过去,她的工作能力逐步下降,自我贬低行为逐渐增加,最终一步步走向了抑郁症的深渊。

朗尼是典型的建设性抑郁症患者,因为抑郁症唤醒了她去开启另一条人生路线。随着病情逐渐好转,她转行从事社会工作。从某种意义上来讲,这正是她"倾听抑郁症"后做出的改变。作为一名作家,朗尼很少与他人交流,而社会工作可以增加她与他人联系的机会。朗尼猜测,社会工作可能是她将自己可怕的抑郁症患病经历转化为积极力量的一种方式。从某种意义上说,她甚至把自己与抑郁症的斗争经历重塑为一种力量——这些经历增强了她对同类患者的共情能力,也成了她为弱势群体发声的动力。最后,朗尼还认识到,她的情绪因没有规律的写作工作而恶化这一点也可以通过社会工作来改变。当她开始积极参与社会实践,并规律地以小时为单位接待客户时,她觉得工作时间过得飞快。虽然朗尼的新工作并不完美(她的薪水和声望本可以更高),但对她来说,这是最适合她的工作。

从抑郁症中可以学到什么?

我们可以强调建设性抑郁症存在的可能性,但绝不该用它来美化抑郁症和淡化罹患情绪障碍的痛苦,或者暗示罹患抑郁症在某种程度上是一件好事。不过,像朗尼这样的案例还有很多,这说明了抑郁症可以为人们提供学习的机会。

当然,这种学习都是"后见之明"。深陷抑郁症的时候,朗尼没想过抑郁症能教会她什么。当时,她的生活看起来一团糟,她的职业发展受阻,她与朋友和家人之间渐渐疏远,她在一场看似徒劳的斗争中备感孤独。她的精神状态不佳,大脑不能清晰地思考,而当她产生一些想法的时候,一连串的否定和批判总是会随之而来。在那一刻,抑郁症就像一场龙卷风,所到之处只剩一片废墟。

正如我们所看到的,从各个方面来说,关于抑郁症后果的结论都十分复杂。历时 7 年后,朗尼康复了,看待事情的方式也不同了。很明显,朗尼认识到了她的抑郁症是具有破坏性的。正如之前讨论的,抑郁症导致她放弃了自己追寻已久的自由撰稿人职业,这一损失令她十分痛苦,也打击了她的自尊心。

15　后抑郁症人生

与此同时,她也看到她的抑郁症多么具有创造性,抑郁症患病经历使她对苦难有了新的认知,进而走上了社会工作者的新道路。她的新工作让她的生活变得有条理,也帮她找到了生活目标。当她驻足回望时,她看到抑郁症教会了她很多东西,比如教会她什么是真爱,这份爱让她与乔纳步入了婚姻。抑郁症甚至以一种不同寻常的方式教会了她如何成为一个负责任的成人。

抑郁症教给她的东西远不止于此。尽管朗尼的生活发生了翻天覆地的变化,但她也从抑郁症患病经历中学到了其他意想不到的东西,这些东西给了她指引。虽然朗尼的情况很独特,但因经历相似,她还是能与其他许多抑郁症患者产生共鸣:

正常的情绪是如此宝贵。在得抑郁症之前,朗尼是一个典

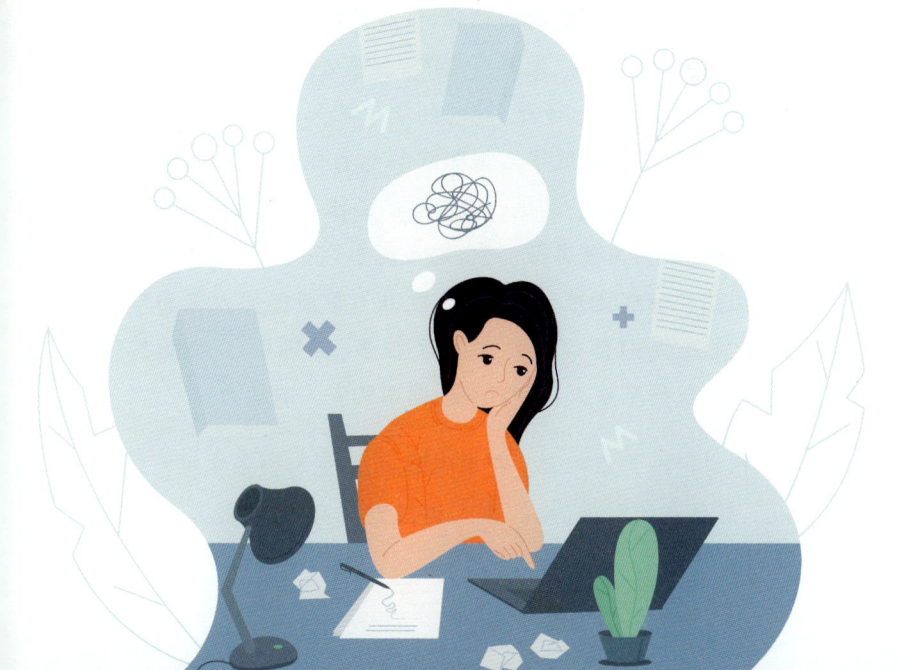

抑郁症会使得大脑无法清晰地思考

型的喜怒无常的人，同时也是一个完美主义者。不论多么细微的事情，只要没有按照她的想法进行，她就会一直耿耿于怀。在纠结中闷闷不乐地度过一个下午对她来说是很自然的事情。在遭受抑郁症折磨多年以后，朗尼有了新的情绪参照点，对正常的情绪也有了新的认识。康复之后，她更看重的是"感觉还不错""挺好的""即使不完美也很好"这样的情绪。她发誓决不再把心理健康视为理所当然，就好比看到亲密的朋友经历了一场严重的疾病，可能会让一个人对自己的小毛病有新的看法一样，朗尼的抑郁症患病经历让她体会到了心理健康的脆弱性，也让她学会了珍惜自己拥有的一切。

学会与同处困境的他人共情。抑郁症几乎夺走了朗尼的一切，包括她的工作、男友，以及经济来源。显然，她的生活也失去了平衡。朗尼知道那种绝望、走投无路、需要帮助的感觉。她觉得以前的自己过着舒适的生活但却有些自私，当她重新振作起来的时候，她想要回馈社会，弥补这一切。如果她能去照顾其他同样感到绝望、无路可走的人，那么她的抑郁症患病经历就能变得有价值。于是，她回到学校学习社会工作知识，成了一个模范学生；她成了当地医院的一名社会工作者，然后加入了一个私人诊所。这是一份艰难的工作，但也是她热爱的工作，如果不是因为罹患抑郁症，她可能永远不会去做这样的工作。虽然抑郁症让她无比痛苦，她也不希望任何人罹患抑郁症，但她发现抑郁症让她学会了很多，并拥有了帮助其他人——不仅是陌生人，还有朋友、同事和家人的能力。

把自己视为幸存者。在患病期间，朗尼有很多次想要放弃自己，甚至有的时候，她的家人也想要放弃她，但她从未这样做,她的家人也从未如此。经受住最猛烈的风暴并渡过难关是一次重要的历练,因为朗尼知道,生活总有一天会给她带来另一场风暴。从重度抑郁症中幸存下来的经历会成为她挺过下一场风暴的锚和盔甲。她告诉自己:"如果这次我能挺过去,那往后任何事情我都能挺过去。也许这其中的过程并不完美,但我一定会熬过去。"

生活中的小烦恼似乎更小了。经历了抑郁症的折磨之后,日常生活中的烦恼或麻烦看起来都更加微不足道了。以前,朗尼可能会因为各种事情而感到心烦意乱,比如烦人的老板、在拥挤的路况中找不到停车位、隔壁公寓不停吠叫的狗,或者航班被取消等。现在朗尼仍然不喜欢遇到这些事情,但当她开始感到心烦意乱时,她会提醒自己,与自己曾患的重度抑郁症相比,这些事情是多么渺小。这样看来,这些小烦恼似乎也不再值得生气了。当朗尼有了更广阔的视野时,小烦恼再也不会让她心烦意乱了。

带着更强的目标感来生活。在抑郁症最严重的时候,朗尼觉得自己生活中的大多数事情都毫无意义。虽然她并不完全理解为什么抑郁症会让她的世界天翻地覆,但抑郁症患病经历却给她敲响了警钟。朗尼意识到,她生活中的某些方面是需要改善的,所以在她的病情有所缓解后,她抓住机会去改善了这些方面。在经历了长时间的病痛折磨后,她成了一名社会工作者,为不幸的人发声;经历了几段感情后,她遇到了乔纳并步入了婚姻;如果幸运的话,她将在不久之后成为一位母亲。朗尼觉得自己被赋予了第二次做出改变的机会,她发誓自己一定不会浪费这个机会。

朗尼的案例说明，从某些方面来说，抑郁症可能会让人学到东西。但我们无法因此而盖棺定论。很遗憾，并不是每一次抑郁症发作都能让人学到东西，而且能够学到多少东西对每个人来说都不一样。就像任何复杂的人类经验一样，抑郁症患病经历是否可以让人学到东西这一问题没有唯一的答案。对一些人来说，抑郁症患病经历可能会帮助他们感受到生活中简单的快乐；对另一些人来说，抑郁症患病经历可以帮助他们明确自己最核心的价值；对其他一些人来说，抑郁症患病经历会帮助他们厘清谁会真的不离不弃地陪伴在自己身边（而谁不会）。关于人们从抑郁症中究竟学到了哪些东西，以及临床医生可以做些什么来增加人们因抑郁症患病经历而做出积极人生改变的可能性，我们还需要进行更系统的研究。

抑郁症患者可能会因为各种事情而感到心烦意乱

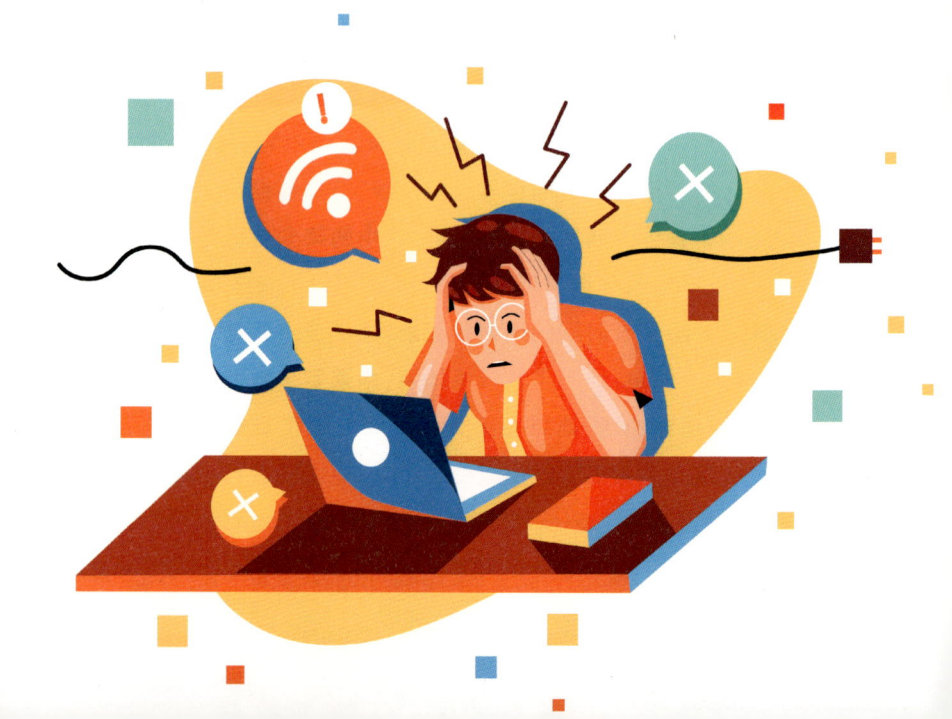

为抑郁症复发做好准备:一些建议

抑郁症康复之后的生活可以是快活而生气勃勃的,但除了抱最好的希望以外,做最坏的打算也很重要。尽管付出了最大的努力,低落的情绪乃至抑郁症都可能会再次出现。那么当情绪低落时,人们该怎么做呢?在本章的最后,我们列出了5个重要的建议:

了解自己的预警信号。当情绪低落或抑郁症悄悄潜回生活中时,每个人都会有预感——可能是感到疲倦或失去食欲,也可能是无法集中注意力,或是发现完成洗衣服、洗碗等日常事项需要花费比以往更长的时间,还有可能是对工作、上学或与朋友出去玩不再那么感兴趣。要想成为一个更善于掌控自己情绪的人,关键是要学会识别自己发出的预警信号。如果你不确定哪些是预警信号,可以找一个熟悉你的人寻求反馈。

了解你的情绪触发因素(以及如何减少这些因素带来的影响)。当你开始在抑郁情绪中挣扎时,注意那些最有可能使事情恶化的情况,例如苛刻的老板、工作迎来最后期限,或与配偶发生争吵等。有时,可以减少自己暴露在这些触发因素中的机会,比如少承担一些非必要承担的责任或远离那些会给自己带来痛苦的人。有些触发因素可能难以控制,比如健康问题或季节变化,这种情况下应该把重点放在尝试做些什么来尽量减少它们对你的影响。最重要的是让自己有足够的时间休息并好好照顾自己。请记住,在面对压力时,自我关怀是尤为重要的。

尽量不要恐慌或反应过度,使用一些对你最有效的方法去应对情绪状况。希望你已经利用抑郁症缓解期建立了一些有效的应对方法。无论这些方法是多睡一会,还是找个亲密的朋友倾诉自己的烦恼,又或是听一些特别的音乐,现在就是去寻找你自己的应对方法并将其整理成清单的时候。如果你的清单上有正念练习相关的应对方法,定期进行这些练习也是缓解低落情绪并阻止其升级为更严重的抑郁症的最佳方法之一。

保持与他人的联系。当情绪低落时,最强烈的冲动之一就是逃离这个世界。一定要对抗这种冲动。去使用你的整个社会支持网络,不论是线上的还是面对面的。

如果前面的方法行不通,并且出现了情绪持续恶化的情况,那么就需要制定一个行动方案。这个方案可以是一份正式的文件,也可以是非正式的文件。这个方案可以由你与你的亲人或专业治疗师一起制定,也可以由你自己制定。你的行动方案应该明确你什么时候需要采取行动,以及你需要联系谁来寻求帮助。如果你对寻求治疗犹豫不决,你可以提醒自己寻求帮助并不是软弱的表现,相反,寻求帮助恰恰说明你了解抑郁症并想要采取行动。请不要拖到你因抑郁症而完全丧失行为能力的时候再去寻求帮助。要尽早行动起来,因为正如我们所知,越早得到治疗,效果通常越好。

16　描绘抑郁症的新未来

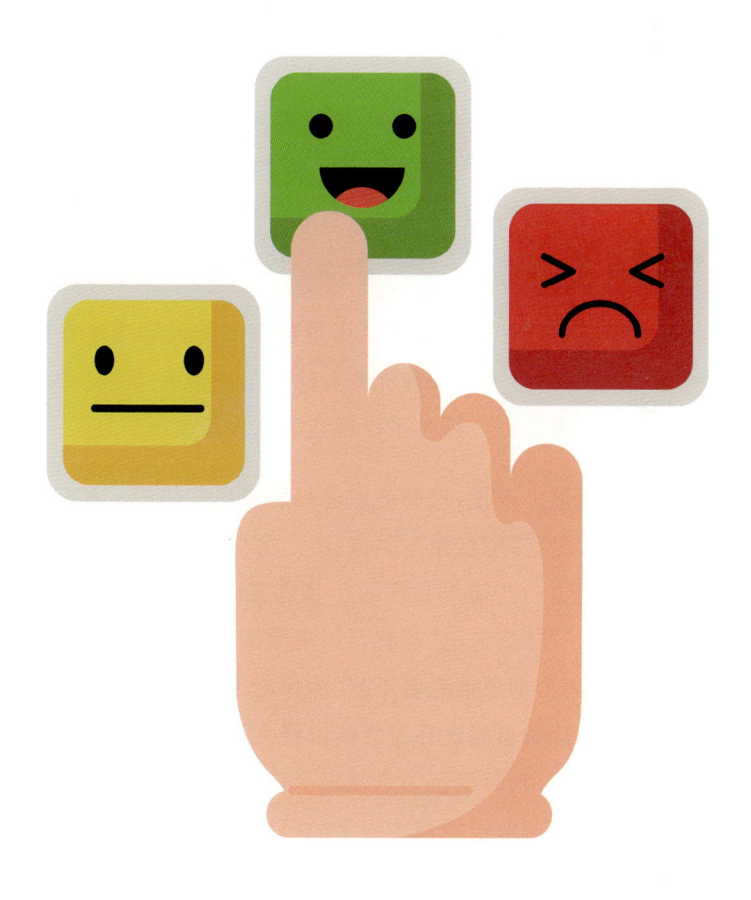

关于抑郁症，有哪些普遍存在的谬论？

抑郁症和其他一些心理健康问题已经逐步走进了公共视野。一些知名人士，如克里斯汀·贝尔和玛丽亚·班福德（Maria Bamford）等演员，都曾公开讲述自己与抑郁症抗争的经历，这似乎已经并不稀奇。人们希望这种公开的讲述能够帮助其他人直面自己的心理健康问题。然而，对于普通人来说，和朋友、恋人或者自己的老板谈论抑郁症仍然是一件艰难的事情。通常情况下，人们在谈论抑郁症时，都是以饱含歉意和唏嘘的语气进行的。公众在对待心理健康问题的态度上取得的进步并没有如我们所希望的那样大。例如，最近的调查数据显示，三分之一的美国人仍然表示，"有心理健康问题的人会让我感到害怕。"

尽管有迹象表明公众在对待心理健康问题的态度上已经取得一定的进步，但关于抑郁症的讨论总是被普遍存在的谬论所误导。下面将详细介绍关于抑郁症的几大谬论：

从某种程度上来说，抑郁症患者想要罹患抑郁症。具有代表性的一句话是"抑郁症是一种选择"。另一个类似的谬论是，抑郁症可以通过一些简单易行的小步骤来消除，比如"往好处想""去散个步""相信自己"等都可以消除抑郁症。如果事情真的这么简单，哪个抑郁症患者不想"振作起来"呢？要真的这么容易就好了！这种自我选择论之所以经久不衰，并不是因为它对抑郁症患者有用，而是因为它减轻了抑郁症患者身边人的负担。它将抑郁症归咎于抑郁症患者的行为（或不作为），从而减轻了他人帮助或倾听抑郁症患者的负担。事实上，人们可以说，自我选择论契合了关于心理健康问题的更广泛的文化叙事，这种叙事让政府和机构得以逃避自己对心理健康问题的责任。

抑郁症患者是弱者。根据这个谬论，罹患抑郁症是人们意志薄弱或性格软弱的表现。而事实恰恰相反，抑郁症所带来的痛苦需要极大的力量来承受。在抑郁症发作的时候，像起床或上班这样的日常行为都需要额外的毅力。弱者论也为旁观者提供了便利，把抑郁症患者视为有缺陷的弱者，会让抑郁症患者获得更少的同情，也暗示了帮助抑郁症患者可能是在浪费时间和精力。除了需要知道弱者论是有害的之外，我们还需要知道，世界上许多历史人物都曾与抑郁症抗争，这其中包括亚伯拉罕·林肯、西奥多·罗斯福、温斯顿·丘吉尔、乔治·巴顿、乔治娅·奥基芙、艾萨克·牛顿、维多利亚女王和查尔斯·达尔文。

抑郁症患者"这样做是为了获得关注"。不论从何种角度来看，这个观点都错得离谱。大多数抑郁症患者在默默地忍受痛苦，并隐藏他们情况的糟糕程度。隐藏抑郁症的习惯解释了为什么抑郁症得到的临床关注很少，而且往往很晚，因而延误了治疗时机。为什么患者会隐瞒自己的病情？因为在这个世界上，暴露自己患有抑郁症很有可能会受到朋友、爱人和老板的不公正对待，而不会得到什么好处。而不幸的是，当抑郁症患者真正传达他们身处困境的状况时，其他人可能也会不以为意或以一些无效的方式回应。与此同时，寻求关注论之所以经久不衰，可能也是因为它让其他人得以减轻自己的负担。如果抑郁症患者只是故作姿态，博人眼球，那么旁人就有理由不参与这场表演，因为这只会"顺了他们的意"。

抑郁症患者的神情和行为与常人不同。根据这个谬论，抑郁症患者必须符合刻板的抑郁症患者形象，否则就不是抑郁症患者。一些抑郁症患者会因为"你看起来不沮丧""我看到你和朋友在一起时开心大笑""你的生活很美好"而被认为没有患抑郁症。这些说法带来的影响是，更多的人会否定抑郁症的存在或否定抑郁症患者的经历。大众媒体对抑郁症的许多描述也助长了这个谬论，看过抑郁症相关报道的人可能都见过"抱着头的人"——一个痛苦、孤独的人独自坐在灯光昏暗的房间里，双臂抱头，这一刻板的漫画形象代替了关于抑郁症的纷繁复杂的现实。而事实并非如此，抑郁症患者的类型、面部表情或行

大多数抑郁症患者在默默地忍受痛苦

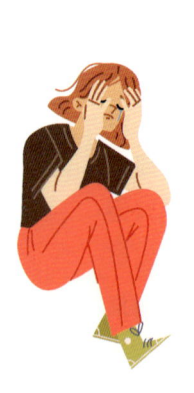

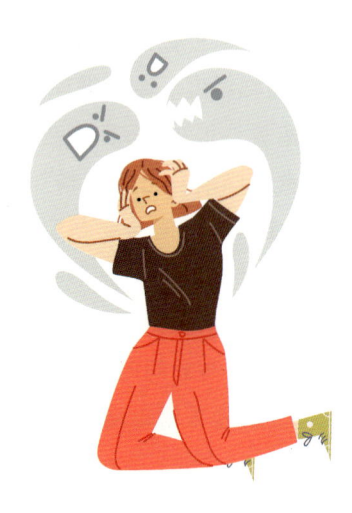

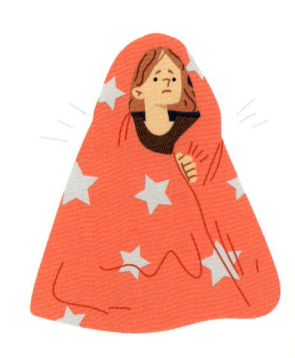

为并不是单一的,因而没有办法用单一的形象来代表。抑郁症以不同的方式影响着广泛的人类群体。事实上,除非我们主动问询沟通,否则我们没有办法确定哪些人正在遭受抑郁症之苦。

抑郁症根本不存在。"一切都是你脑海中的幻想"这句话是这个谬论的经典论调。这个谬论很狡猾,因为从某种意义上来说,是的,几乎所有的经历都在我们的脑海里:教堂的钟声,温暖舒适的毯子,上好的基安蒂酒的味道……从某种角度来说,抑郁症的重要方面,包括思维模式、大脑活动确实来自我们的大脑。然而,"一切都是你脑海中的幻想"这一观点太过极端了,抑郁症也和外界环境中的一些因素有关。无论是遭受创伤、悲伤、离婚还是失业,抑郁症的主要触发因素中有很多来自外界环境。环境因素的影响不容忽视,抑郁症永远不会100%"存在于脑海中"。从另一个角度来讲,"一切都是你脑海中的幻想"这个观点是有害的。它会让我们把抑郁症患者的心理体验贬低为一种幻觉,而我们不应该那样做。虽然抑郁症的根源来自精神层面,但它所带来的痛苦是真实的。

抑郁症只是一种悲伤情绪。这个谬论之所以存在,是因为人们倾向于用简单易懂的话语来描述抑郁症。大多数人曾感受过悲伤,所以人们很容易产生这样的想法:"如果一个人经历过悲伤,那么他就一定知道患有抑郁症是什么感觉。"但这样的想法很危险,这样将抑郁症与普通的悲伤情绪相提并论的做法是对抑郁症的轻视和简化。正如我们讨论过的,抑郁症比普通的悲伤情绪更严重,也更复杂。一些抑郁症患者实际上并没有感到悲伤。悲伤是一种很常见的情绪,但它不是诊断抑郁症的必要条件。抑郁症会表现为各种各样的症状,如失眠、体重减轻、注意力难以集中、内疚等,悲伤可能存在,也可能不存在。那么某个特定的抑郁症患者感到悲伤了吗？如果你好奇这个问题,那就去问他本人,因为这是了解一个人正在经历什么的最好方法。

尽管有关抑郁症的谬论普遍存在且令人沮丧,但我们需要了解的是,这些谬论之所以存在是因为它们背后的支持力量十分强大。像其他心理健康问题一样,抑郁症这一概念具有威胁性。和死亡一样,抑郁症是宇宙中一个令人不安的事实。抑郁症提醒我们,我们可能无法完全控制自己的思想,也可能很容易就受到心理健康问题的影响。关于抑郁症的谬论之所以经久不衰,是因为它们能平复这些令人不安的想法。当人们认为抑郁症患者是异类或不值得被同情时,抑郁症好像就会离人们更远。同样地,把抑郁症患者视为失败者(他们总是夸大自己的症状或自找麻烦),可以让人们心安理得地对抑郁症视而不见。这种看法令旁人轻松,但却会伤害抑郁症患者；持续地加深对抑郁症的污名化,使得数百万人在默默地承受着痛苦,孤立无援。

我们自己可以做些什么来改善有关抑郁症的交流？

尽管我们已经开展了很多公众教育活动来减少公众对抑郁症的误解,但这似乎远远不够,我们仍有很多工作要做。听到朋友或家人重复谈论这些错误的观点会让人感到受伤和沮丧。但好消息是,每个人都可以做一些简单的事情来改善关于抑郁症的交流。参与的人越多,我们就越有可能改变公众对抑郁症的看法,因为细流终会汇聚成河。我们都有义务打破这些误解。

如果你有过在抑郁症中挣扎的经历,或是亲眼见证了亲人或朋友与抑郁症抗争的过程,那么分享你的经历(如果你分享的是他人的经历,请先征得当事人同意)可能会很有帮助。简单的分享会有惊人的力量,无论是在博客等社交媒体上,还是在现实生活中,每当有患者分享他们的抑郁症患病经历,这一经历都会揭示不同抑郁症患者个体之间的一些共通之处。对于抑郁症的真实描述可以瓦解那些人们基于无知和恐惧而对抑郁症产生的刻板印象;此外,每一次分享都是对其他人的一种激励;最后,如果你分享的是一个康复的故事,它就能表明"抑郁症是能被治愈的"这一观点是有切实的基础的,人们应该对抑郁症的治疗充满信心。

另一件我们能做的事情是更加主动和广泛地学习关于抑郁症等心理健康问题的知识。例如,通过阅读本书(谢谢!不要忘记我推荐的其他读物)并分享你的发现,你可以让你的朋友、家人或同事对抑郁症有更多了解。鉴于关于抑郁症的误解普遍存在,分享抑郁症的起因、患病率,以及如何谈论和治疗抑郁症等信息是非常有价值的。你也可以分享一些能提供可靠的心理健康知识的资源,包括新闻报道、科学文章、播客或博客文章等。最后,你还可以分享其他一些资源,比如人们可以寻求哪些与抑郁症等心理健康问题相关的帮助,包括在线筛查工具、热线和支持小组等。

在这个信息过载的时代,我们有时很难知道什么才是真实可信的。在你建立关于抑郁症等心理健康问题的知识体系时,请搜索经过审核的资源,包括专门从事科学知识报道的新闻媒体、知名专家学者以及发表在同行评审期刊上的研究等(有关可靠资源的示例,可以参考本书的推荐阅读部分)。在获取知识的时候一定要谨慎,要小心那些看起来"好得令人难以置信"的治疗方法或解决方案(比如"3个简单步骤治愈抑郁症"),或者那些旨在向你推销某些东西(设备或产品)的资源。

在日常的交流中,开启一段有关心理健康问题的谈话很有挑战性。有些人不愿意听取新的观点,而且在很多场景下(例如,在葬礼上)开启试图改变人们对心理健康问题看法的谈话是不合适的,有时候这样的谈话甚至会带来意料之外的伤害。你得谨慎选择谈话的时机。举个例子,想象一下你正在和你的朋友聊天,你的朋友评论了帕特(Pat),她是你们圈子里的一个人,你们都知道她在失恋后罹患了抑郁症。最近一次和帕特交谈后,你的朋友说:"她只会兜圈子,自怨自艾。她变得太沮丧了,我不明白她为什么就不能释怀。"那么此刻就是一个完美的开启有关心理健康问题的谈话的时机,你可以站在帕特的角度,委婉地纠正你的朋友,说一些类似于下方的话:"我明白你的意思,但抑郁症就是如此,它会让每个患者都变得很沮丧,所以让我们轮流帮助她吧。我知道帕特也不想成为一个沮丧的人,她只是正在经历一段艰难的时期。"

最后,你可以直接和抑郁症患者交流。在这种情况下,你可以提供信息,表达安慰和支持。比如,许多在抑郁症中挣扎的患者并不知道有哪些可用的治疗方法。如果你了解这方面的信息,那么你就可以通过一对一的心理健康谈话来帮助他们。一对一的谈话可以引导患者去寻求心理健康服务,并能够让患者在做决定的过程中感受到更多支持。但有时候,在与抑郁症患者直接交流的过程中,最有效的方法是什么都不说,只去倾听,尤其是当对方正处于危机之中或正面临挫折的时候。

个体如何做才能推动更广泛的社会进步,从而减少抑郁症的死亡人数?

我们先来看看充满矛盾的现状。许多西方国家对幸福的追求极为重视,在美国,幸福被奉为一项不可剥夺的权利。然而与此同时,抑郁症在世界上许多国家都广为流行。最奇怪的是,虽然幸福作为一项个人权利是如此的宝贵,但是人们却认为人群中抑郁症发病率的飙升是正常的或意料之中的。几乎每周,都会有关于抑郁症、焦虑症和自杀的可怕统计数据被报

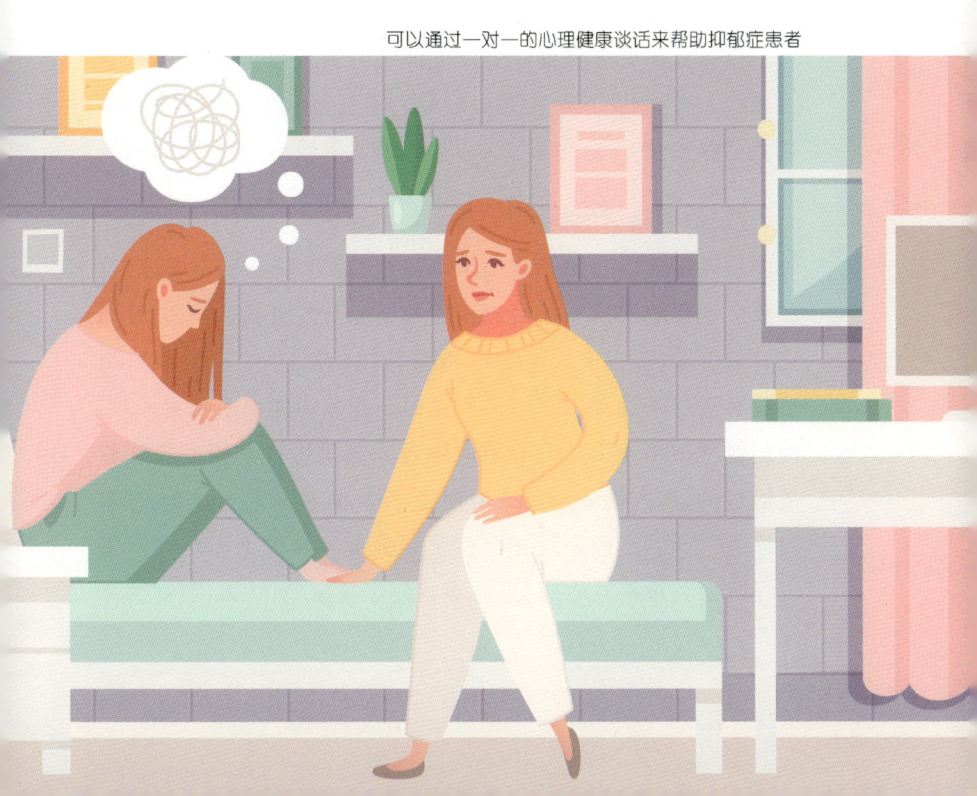

可以通过一对一的心理健康谈话来帮助抑郁症患者

道出来,而人们似乎已对此习以为常。近年来,这种情况因传染病大流行而进一步加剧。在传染病大流行期间,感到抑郁和焦虑几乎成了常态,人们对抑郁症的认识也有所提高。然而,我们仍然没有看到公众在心理健康问题上的全面行动。在美国,每年有4.5万起自杀死亡事件(其中许多人因抑郁症而自杀死亡)。有人可能会说这种死亡在某种程度上是可以接受的,但他们对其他原因导致的死亡却无法接受。想象一下,如果每天都有一架波音737飞机坠毁,人们会有多么强烈的反响?

我们怎样才能走向一个不仅能公开谈论抑郁症,而且因抑郁症而死亡的人数开始减少的世界?怎样才能获得足够多的关于抑郁症的研究资料或有效治疗方法?我们希望未来人们能够重视对抑郁症的预防,这现实吗?

个体如何做才能推动更广泛的社会进步,从而减少抑郁症的死亡人数,这是一个重要的议题。下面是我们作为个体可以做的一些事情:

(1)需要强调的是,我们努力的核心是使人们能够开诚布公地谈论抑郁症。更开放的谈话是调动更多的人行动起来、产生更广泛影响和推动社会进步的关键。有人可能会问,为什么像公益洗车、高尔夫锦标赛或舞蹈马拉松这样的活动,现在仍然没有被用来提高人们对抑郁症的认识或为抑郁症患者筹款,但却经常被用来推动乳腺癌的治疗?将抑郁症和癌症做比较是恰当的,因为就像现在的抑郁症一样,癌症以前也是一个"难以启齿"的话题,但是现在癌症已经完全可以宣之于口了。通过呼吁人们重视乳腺癌,倡导者找到了突破口,让人们(作为幸存者或支持者)开始坦然地谈论它,为这项事业捐款,并积极参与支持型社会机构。我们怎样才能把抑郁症相关公共卫生事业推向同样的高度呢?一个合理的推测是,我们为开启关于抑郁症的谈话所做的努力将使抑郁症被更多的人理解和接受,并将使抑郁症患者获得更多的资金和公共政策支持。

(2)个人也可以影响社会政治领域的变革。心理健康问题往往会被淹没在充满喧嚣的公共生活中。在美国,你可以向竞选地方、州或国家事务部职位的候选人询问他们关于心理健康问题的计划,投票给那些鼓励政府在疾病预防方面投入更多资金,并为抑郁症和其他严重心理健康问题投入适当资源的候选人。也许,你还可以考虑自己竞选一个职位,以提高人们对心理健康问题的关注。

(3)如果你想参与到关于抑郁症的倡议活动中来,参加心理健康机构的志愿服务是一个不错的选择。在美国,加入美国国家精神疾病联盟(National Alliance on Mental Illness,NAMI)等组织的当地分会,能够让你直接与当地社区进行互动并成为心理健康促进行动的参与者。越来越多的人有机会接受培训,参与同伴支持计划,其中包括心理健康急救课程。这是一个简短的课程(通常免费或收费低廉),主要教人们如何帮助那些可能正在经历心理健康问题或物质使用障碍的人,包括如何识别、理解和应对各种心理健康问题。

(4)萧伯纳曾说过:"贫穷是万恶之源。"尽管这可能有些夸张,但长期以来,心理健康事业一直资金不足,特别是在心理健康问题日益严重的情况下,资金更是捉襟见肘。因此,动员社会力量筹集资金也迫在眉睫,如果你有能力为抑郁症的研究、预防和治疗筹款,请献出一份力量。

希望真的存在吗？

这是我在本书最后想谈论的议题。我写作本书的时候，西方世界正处于一个抑郁症在大多数西方国家肆意蔓延的黑暗时代。

我当然对抑郁症的未来充满希望，但也想强调我们需要注意的一些地方。

首先，我们永远无法将抑郁症清零，抑郁情绪是人类在数百万年的进化过程中形成的一种能力。这一点意味着，从某种意义上来说，当一个人面临健康危机、政治观念分裂、糟糕的经济前景，或同时面临这些问题时，罹患抑郁症是正常的。因而，将抑郁症清零不是我们的目标。尽管如此，我们仍可以做很多事情来控制抑郁症对人类社会造成的伤害——使抑郁症的发作时间变得更短，造成的伤害变得更小；也使人们在与抑郁症抗争的时候不再感到羞耻，也不再觉得自己是疯了。而且，当抑郁症病情较为严重，而大多数应对方法都不起效时，我们也能够给予患者更多的工具来战胜抑郁症，并从中吸取教训，让患者康复之后能过上更好的生活。我们无法改变进化带来的抑郁情绪，但我们能改变我们作为个体和社会团体对抑郁症的反应方式。遏制抑郁症最终需要在这两个方面取得进展。

其次，由于抑郁症在可预见的未来仍将是一个严重的问题，我们需要全力以赴来应对它。本书是从心理学家的视角阐述的，以抑郁症的心理学分析为特色，包括抑郁症的成因、治疗方法，以及我们可以做些什么来改变公众对于抑郁症的误解，从而推动更广泛的讨论等内容。我认为心理学讨论能做出很大的贡献,但是如果我们想要真正改变现状,那么我们就必须全力以赴地对抗抑郁症。关注抑郁症的普通人可以采取一些前文提到的行动;其他领域的专家也可以从独特的角度来研究抑郁症,比如从经济学角度(能否以提高人类幸福感的方式进行市场监管)、传播学角度(可以调动哪些信息和策略来改变人们对抑郁症的态度)、社会学角度(如何改革关键机构和社会结构来减少抑郁症的发生),甚至建筑学和城市规划学(改善建筑环境、交通或公园环境能否缓解抑郁症)等角度来研究抑郁症。最后,我们需要政策制定者和行政部门人员帮助我们召集相关领域的专家并整合他们的观点。

在至暗的时刻,对未来抱有希望是一种虽有挑战性但却务实的姿态,只要我们携手努力,就能让希望之光照亮前方。

推荐阅读

推荐书目：抑郁症

Bonanno, G. A. (2009). *The other side of sadness: What the new science of bereavement tells us about life after loss*. Basic Books.

Casey, N. (Ed.). (2002). *Unholy ghost: Writers on depression*. Perennial.

Ghaemi, N. (2013). *On depression: Drugs, diagnosis, and despair in the modern world*. Johns Hopkins University Press.

Gotlib, I. H., & Hammen, C. L. (Eds.). (2015). *Handbook of depression* (3rd ed.). Guilford.

Greenberg, G. (2010). *Manufacturing depression: The secret history of a modern disease*. Simon & Schuster.

Haig, M. (2015). *Reasons to stay alive*. Penguin.

Hari, J. (2019). *Lost connections: Why you're depressed and how to find hope*. Bloomsbury.

Horwitz, A. V., & Wakefield, J. C. (2007). *The loss of sadness: How psychiatry transformed normal sorrow into depressive disorder*. Oxford University Press.

Kramer, P. D. (2006). *Against depression*. Penguin.

Merkin, D. (2017). *This close to happy：A reckoning with depression*. Farrar, Straus & Giroux.

Nesse, R. M. (2020). *Good reasons for bad feelings：Insights from the frontier of evolutionary psychiatry*. Penguin.

Rottenberg, J. (2014). *The depths：The evolutionary origins of the depression epidemic*. Basic Books.

Solomon, A. (2002). *The noonday demon：An atlas of depression*. Scribner.

Styron, W. (1990). *Darkness visible：A memoir of madness*. Vintage.

推荐书目：双相障碍

Fawcett, J., Golden, B., & Rosenfeld, N. (2007). *New hope for people with bipolar disorder：Your friendly, authoritative guide to the latest in traditional and complementary solutions* (2nd ed.). Three Rivers Press.

Jamison, K. R. (1993). *Touched with fire：Manic-depressive illness and the artistic temperament*. Free Press.

Jamison, K. R. (1995). *An unquiet mind：A memoir of moods and madness*. Knopf.

Miklowitz, D. J. (2019). *The bipolar disorder survival guide：What you and your family need to know* (3rd ed.). Guilford.

Mondimore, F. M. (2014). *Bipolar disorder：A guide for patients and families* (3rd ed.). Johns Hopkins University Press.

自助书籍推荐

Burns, D. D. (1999). *Feeling good: The new mood therapy*. HarperCollins.

Edelman, S. (2007). *Change your thinking: Overcome stress, combat anxiety & depression, and improve your life with CBT*. Marlowe.

Greenberger, D., & Padesky, C. (1995). *Mind over mood: Change how you feel by changing the way you think*. Guilford.

Harris, R. (2008). *The happiness trap: How to stop struggling and start living*. Shambhala.

Ilardi, S. S. (2009). *The depression cure: The 6-step program to beat depression without drugs*. Da Capo Press.

Lewinsohn, P. (1992). *Control your depression*. Fireside.

Maisel, E. (2012). *Rethinking depression: How to shed mental health labels and create personal meaning*. New World Library.

Parker, G. (2004). *Dealing with depression*. Allen & Unwin.

Tanner, S., & Ball, J. (2000). *Beating the blues: A self-help approach to overcoming depression*. Doubleday.

Williams, M., Teasdale, J., Segal, Z., & Kabat-Zinn, J. (2007). *The mindful way through depression: Freeing yourself from chronic unhappiness*. Guilford.

Thase, M. E., & Lang, S. S. (2006). *Beating the blues: New

approaches to overcoming dysthymia and chronic mild depression. Oxford University Press.

在心理学、精神病学和公共卫生领域发表抑郁症相关研究的重要同行评审期刊

American Journal of Psychiatry
The British Journal of Psychiatry
Clinical Psychology Review
Clinical Psychology: Science and Practice
JAMA Psychiatry
Journal of Psychopathology and Clinical Science
Journal of Affective Disorders
Journal of Consulting and Clinical Psychology
The Lancet
The New England Journal of Medicine
Clinical Psychological Science